எலுமிச்சம் பழம்-1

வி.எஸ்.ரோமா

Copyright © V. S. Roma
All Rights Reserved.

This book has been self-published with all reasonable efforts taken to make the material error-free by the author. No part of this book shall be used, reproduced in any manner whatsoever without written permission from the author, except in the case of brief quotations embodied in critical articles and reviews.

The Author of this book is solely responsible and liable for its content including but not limited to the views, representations, descriptions, statements, information, opinions and references ["Content"]. The Content of this book shall not constitute or be construed or deemed to reflect the opinion or expression of the Publisher or Editor. Neither the Publisher nor Editor endorse or approve the Content of this book or guarantee the reliability, accuracy or completeness of the Content published herein and do not make any representations or warranties of any kind, express or implied, including but not limited to the implied warranties of merchantability, fitness for a particular purpose. The Publisher and Editor shall not be liable whatsoever for any errors, omissions, whether such errors or omissions result from negligence, accident, or any other cause or claims for loss or damages of any kind, including without limitation, indirect or consequential loss or damage arising out of use, inability to use, or about the reliability, accuracy or sufficiency of the information contained in this book.

Made with ♥ on the Notion Press Platform
www.notionpress.com

பொருளடக்கம்

1. எலுமிச்சையும் இல்ல குறிப்புகளும்   1

1

எலுமிச்சையும் இல்ல குறிப்புகளும்

எலுமிச்சை (Lemon) சிட்ரசு எலுமிச்சை (எல்) ஓசுபேக் என்ற தாவரவியற் பெயர் கொண்ட நிலம் வாழ் தாவரமாகும். ஆசியாவைத் தாயகமாகக் கொண்ட இத்தாவரம் பூக்கும் தாவரம் என்ற துணைப்பிரிவில் ருட்டேசி குடும்பத்தின் உறுப்பினராக வகைப்படுத்தப்பட்டுள்ளது.பெரும்பாலும் வெப்ப மற்றும் மிதவெப்ப மண்டல மண்டலப் பகுதிகளில் இது வளர்கின்றது. குறுஞ்செடி வகைத் தாவரமாக எலுமிச்சை அறியப்படுகிறது.

தேசிக்காய் (lime), தோடம்பழம் ஆகியவற்றை உள்ளடக்கிய பூக்கும் தாவரக் குடும்பத்தை சேர்ந்த தாவரமாகும். இதன் பழம் பொதுவாக அதன் சாற்றுக்காகவே பயன்படுத்தப்படுகின்றது. எலுமிச்சை மருத்துவ குணம் கொண்டது. எலுமிச்சைச் சாற்றை தண்ணீருடன் கலந்து, விருப்பத்துக்கேற்ப சீனி (சர்க்கரை) அல்லது உப்புடன் சேர்த்துப் பருகுவது ஆரோக்கியமான பானமாகக் கருதப்படுகிறது. சமையலில், உணவுகளுக்குச் சுவை சேர்ப்பதற்காகப் பயன்படுகிறது.

மரத்தின் நீள்வட்ட மஞ்சள் பழமானது உலகம் முழுவதிலும் சமையல் மற்றும் சமையல் அல்லாத நோக்கங்களுக்காகப் பயன்படுகிறது, முதன்மையாக இதன் பழச்சாறுக்கு

உணவு மற்றும் சுத்திகரிப்பு பயன்பாடு ஆகிய இரண்டும் உள்ளன. திசுக்கூழ் மற்றும் தோல் கூட சமையல் மற்றும் உட்சுடல் என்ப்படும் பேக்கிங்கில் பயன்படுத்தப்படுகின்றன. எலுமிச்சை சாறில் சுமார் 5% முதல் 6% சிட்ரிக் அமிலம் உள்ளது, எலுமிச்சை சாறின் தனித்துவமான புளிப்பு சுவை எலுமிச்சைப் பானம் போன்ற உணவுகளில் ஒரு முக்கிய மூலப்பொருளாக உள்ளது.

எலுமிச்சை சாறின் pH அளவு 2 முதல் 3 வரை இருக்கும். இதனால் இதைப் பள்ளிகளில் கற்பித்தல் சோதனைகளில் மலிவான அமிலமாகப் பயன்படுத்துகிறார்கள்.

இது இந்தியாவின் அசாம் மாநிலம், வடக்கு பர்மா, சீனா ஆகிய பகுதிகளிலேயே தோன்றியிருக்கலாம் என நம்பப்பட்டாலும், இதன் தோற்றம் பற்றிய சரியான தகவல்கள் தெரியவில்லை. கசப்பு ஆரஞ்சு (புளிப்பு ஆரஞ்சு) மற்றும் சிட்ரான் இடையிலான கலப்பினச்சேர்க்கை தொடர்பான ஆய்வே எலுமிச்சை மரபணு பிறப்பு பற்றி மேற்கொள்ளப்பட்ட ஆய்வாக அறியப்படுகிறது.

பண்டைய ரோம் சமுதாயத்தில் இரண்டாம் நூற்றாண்டின் பிற்பகுதியில், தெற்கு இத்தாலியின் அருகே ஐரோப்பாவில் எலுமிச்சை சாகுபடி அறிமுகமாகியிருக்கிறது. எனினும், இங்கு பரவலாக பயிரிடப்படவில்லை. தெற்காசியாவிலும், தென்கிழக்காசியாவிலும், இது ஒரு தொற்றுநீக்கியாகப் பயன்பட்டு வந்தது. அத்துடன் பல வகை நச்சுப் பொருட்களுக்கான நஞ்சு முறிப்பு மருந்தாகவும் பயன்பட்டது. பின்னர் இது பாரசீகத்துக்கும் அங்கிருந்து ஈராக் மற்றும் கிபி 700 அளவில் எகிப்துக்கும் அறிமுகமானது. இது பற்றிய பதிவுகள் முதன் முதலில் கிபி பத்தாம் நூற்றாண்டின் வேளாண்மை தொடர்பான நூல்களில் காணப்படுகின்றன. இது தொடக்க கால இசுலாமியப் பூங்காக்களில் அழகூட்டல் தாவரங்களாகவும் பயன்பட்டன. கிபி 1000க்கும் 1150க்கும் இடைப்பட்ட காலத்தில் அரபு உலகிலும், மத்தியதரைக் கடல் பகுதிகளிலும் எலுமிச்சை பரவியிருந்தது.

எலுமிச்சைகளின் கணிசமான சாகுபடி 15 ஆம் நூற்றாண்டின் மத்தியில் ஐரோப்பாவின் கெனோவாவில் தொடங்கியது. கிறிசுடோபர் கொலம்பசு தனது பயணத்தில் எலுமிச்சை விதைகளை இசுபானியோலாவிற்கு கொண்டு வந்தபோது 1493 ஆம் ஆண்டில் எலுமிச்சை அமெரிக்கர்களுக்கு அறிமுகப்படுத்தப்பட்டது. எசுப்பானிய வெற்றி புதிய உலகம் முழுவதும் எலுமிச்சை விதைகள் பரவ உதவியது. இது முக்கியமாக அலங்கார செடியாகவும், மருந்துக்காகவும் பயன்படுத்தப்பட்டது. 19 ஆம் நூற்றாண்டில், எலுமிச்சைகளை புளோரிடா மற்றும் கலிபோர்னியாவில் அதிக அளவில் எலுமிச்சையை பயிரிட்டனர். 1747 ஆம் ஆண்டில் யேம்சு லிண்டு சிகர்வி நோயால் பாதிக்கப்பட்ட தனது மாலுமிகளுக்கு உணவில் எலுமிச்சம் பழசாறை கலந்து கொடுத்ததாக அறியப்படுகிறது. அக்காலத்தில் வைட்டமின் சி கண்டுபிடிக்கப்படவில்லை என்பது குறிப்பிடத்தக்கது.

மத்திய கிழக்கிலிருந்து லெமன் என்ற சொல் தோன்றியிருக்கலாம் என்று கருதப்படுகிறது. பண்டைய பிரெஞ்சு மொழியில் limon என்றும், இத்தாலிய மொழியில் limone என்றும், அரபு மொழியில் laymūn அல்லது līmūn, சமசுகிருதத்தில் nimbū, "lime மற்றும் பாரசீக மொழியில் līmūn,என்றும் காணப்பட்டாலும், எலுமிச்சை பொதுவாக எல்லா இடங்களிலும் சிட்ரசு பழம் என்ற பொருளிலேயே வழங்கப்படுகிறது.

இந்தியாவில் உள்ள மாநிலமான தமிழ்நாட்டில் தென்காசி மாவட்டம், புளியங்குடி நகரில் எலுமிச்சை பழத்திற்கென்று மிகப்பெரிய தனிச்சந்தை உள்ளது. இங்கு எலுமிச்சைக்கான தினசரி சந்தை நடைபெறுகிறது. தமிழ்நாட்டில் எலுமிச்சை பழத்திற்கு மட்டும் உள்ள மிகப்பெரிய தனிச்சந்தை புளியங்குடி எலுமிச்சை சந்தை ஆகும்.புளியங்குடி அருகிலுள்ள புன்னையாபுரம் கிராமம் எலுமிச்சை பழம் விளைவிப்பதில் முக்கிய இடம் வகிக்கின்றது.புளியங்குடி, புன்னையாபுரம் மற்றும் அதனை சுற்றியுள்ள பகுதிகளில் உள்ள அனைத்து

விவசாயிகளும் தாங்கள் விளைவித்த எலுமிச்சையை இச்சந்தைக்கு தான் கொண்டு வருகின்றனர்.இங்கிருந்து தினந்தோறும் எலுமிச்சை உள்ளூர் மற்றும் வெளியூர் பகுதிகளுக்கும்,தமிழ்நாட்டின் பிற மாவட்டங்களுக்கும், கேரளா,ஆந்திரா மற்றும் இந்தியாவின் பிற மாநிலங்களுக்கும், வெளிநாடுகளுக்கும் ஏற்றுமதி செய்யப்படுகிறது.புளியங்குடி மற்றும் புன்னையாபுரம் ஊர் பகுதிகளில் உள்ள விவசாயிகள் அதிக அளவு எலுமிச்சையை சாகுபடி செய்வதால் புளியங்குடி தமிழ்நாட்டின் 'லெமன் சிட்டி' (எலுமிச்சை நகரம்) என்று தனிச்சிறப்பு பெயருடன் அழைக்கப்படுகிறது.மேலும் இந்திய அரசு தமிழ்நாட்டில் தென்காசி மாவட்டம், புளியங்குடியில் விளைகின்ற எலுமிச்சை பழத்திற்கு புவிசார் குறியீடு வழங்கியுள்ளது.இங்கு விளைகின்ற எலுமிச்சை பழம் அளவில் பெரியதாகவும் மற்றும் எலுமிச்சை சாறு(நீர்ப்பதம்) குறைவதற்கு மற்ற பகுதிகளில் விளைகின்ற எலுமிச்சை பழங்களை விட அதிக நாட்கள் எடுத்துக்கொள்ளும் என்பதே புளியங்குடி எலுமிச்சை பழத்தின் தனிச்சிறப்பாகும்.

எலுமிச்சையின் விரிவான தாவரவியல் வகைபாடு, பிரான்சு யூகென் கோக்லர்

'போனி பிரேய்' என்பது நீளமான, மென்மையான, மெல்லிய தோல், மற்றும் விதையற்ற ஓரினமாகும். பெரும்பாலும் கலிபோர்னியாவின் சான் டியாகோ மாவட்டத்தில் வளர்கிறது.

யுரேகா எலுமிச்சை ஆண்டு முழுவதும் மிகுதியாக வளர்கின்ற ஒரு தாவரமாகும். ஆண்டு முழுவதும் பழங்களையும் மலர்களையும் ஒன்றாக உற்பத்தி செய்யும் திறனைப் பெற்றதன் காரணமாக இதை 'நான்கு பருவங்களின் தாவரம் என்றும் அழைக்கப்படுகிறது. பொதுவான பல்பொருள் அங்காடி எலுமிச்சையாக விற்பனை செய்யப்படுகிறது. இளஞ்சிவப்பு- சதையுடன் பச்சை மற்றும் மஞ்சள் வண்ணமயமான வெளிப்புற தோல் கொண்டதாக இந்த யுரேகா எலுமிச்சை காணப்படுகிறது.

இத்தாலியில் பெம்மினெல்லோ செயின்ட் தெரசா', அல்லது சார்ரெண்டோ நகருக்குச் சொந்தமானதாக எலுமிச்சை கருதப்படுகிறது. இலிமோன்செல்லோ என்ற இத்தாலிய பானம் தயாரிப்பில் இது பாரம்பரியமாக பயன்படுத்தப்படுகிறது.

எலுமிச்சை மற்றும் ஆரஞ்சுடன் குறுக்குக் கலப்பினச் சேர்க்கையால் மெயர் வகை எலுமிச்சை தோன்றுகிறது. 1908 ஆம் ஆண்டில் அமெரிக்காவுக்கு அறிமுகப்படுத்திய பிராங்க் என். மெயர் என்பவரின் பெயரால் இப்பழம் அழைக்கப்படுகிறது. இலிசுபன், யுரேகா எலுமிச்சைகளைக் காட்டிலும் மெல்லிய தோலும், சிறிது அமிலத்தன்மையும் மெயர் எலுமிச்சையில் குறைவாக உள்ளது. வணிக அடிப்படையில் பரவலாக வளர்க்கப்படாத போது மெயர் எலுமிச்சைக்கு அதிக கவனம் தேவை. பெரும்பாலும் இது மஞ்சள் நிற ஆரஞ்சு நிறத்தில் முதிர்ச்சியடைகிறது. மற்ற எலுமிச்சைகளை விட உறைபனியை தாங்கும் சக்தி இதற்கு அதிகமாக உள்ளது.

சாதாரணமான எலுமிச்சைகளைக் காட்டிலும் 'பொன்டெரோசா' எலுமிச்சை மிகவும் குளிர்ச்சியானது ஆகும். இப் பழம் தடித்த-தோலுடன் மிகப்பெரிய அளவில் காணப்படுகிறது. இது ஒரு சிட்ரான்-எலுமிச்சை கலப்பினமாகும். 'யென் பென்' என்பது ஆத்திரேலிய பழங்குடியினரால் சாகுபடி செய்யப்பட்ட ஒரு எலுமிச்சை வகையாகும்.

சிட்ரசு ஆரேன்சியம் எனப்படும் நார்த்தங்காய், சிட்ரசு ரெடிகுலேட்டா எனப்படும் கமலா ஆரஞ்சு, சிட்ரசு சைனென்சிசு எனப்படும் சாத்துக்குடி போன்றவை இதே வகையில் வகைப்படுத்தப்பட்ட சிட்ரசு வகைத் தாவரங்களாகும்.

எலுமிச்சைக்கு குறைந்தபட்சமாக 7 $^{\circ}$ செல்சியசு வெப்பநிலை தேவைப்படுகிறது, எனவே இவை மிதமான பருவநிலையில் கடுமையாக இருப்பதில்லை, ஆனால் முதிர்ச்சியடைந்த நிலையில் இவை கடினமாகி விடுகின்றன. வளரும்போது குறைக்கப்பட வேண்டிய கிளைகளை வெட்டி

குறைக்கப்படுகிறது. மிக அதிகமான கிளைகள் புதராக வளரும் வளர்ச்சியை ஊக்குவிக்கின்றன. கோடையில் முழுவதும், மிகவும் தீவிரமான வளர்ச்சியடைகிறது.

சிகர்வி, வாதம், முடக்குவாதம் போன்ற நோய்களுக்கு மருந்தாகவும் உணவாகவும் இதைப் பயன்படுத்துகிறார்கள். ஊறுகாய், மருந்துகள், மிட்டாய், பழப்பாகு முதலியன தயாரிக்கப் பயன்படுகின்றன. நறுமண எண்ணெய்கள் தயாரிப்பிலும் சோப்பு தயாரிப்பிலும் எலுமிச்சை பயன்படுகிறது.எலுமிச்சை நோயெதிர்ப்பு சக்தியை அதிகரிக்கும் எனவும் கூறப்படுகிறது.

எலுமிச்சையில் வைட்டமின் சி அதிக அளவில் உள்ளது. அத்தியாவசிய ஊட்டச்சத்துக்கள் பிறவும் சிறிதளவில் கலந்துள்ளன. எலுமிச்சைகள் பாலிபீனால்கள், டெர்பீன்கள் மற்றும் டானின்கள் உள்ளிட்ட பல்வேறு தாவர வேதிப்பொருட்களும் எலுமிச்சையில் உள்ளன. மற்ற சிட்ரசு பழங்களைப் போலவே இதிலும் சிட்ரிக் அமிலத்தின் குறிப்பிடத்தக்க செறிவு நிரம்பியுள்ளது. (சுமார் 47 கிராம் / லி)

தேசிப்பழம் (lime; அரபு, பிரெஞ்சு மொழிகளில் "லிம்" [lim]) என்பது உருண்டையான, தேசிப்பச்சை நிறமுடைய, 3—6 சென்டிமீட்டர்கள் (1.2—2.4 அங்) விட்டமுடைய, அமிலத் தன்மையான, சாறு சவ்வுப்பை கொண்ட கிச்சிலிப் பழமாகும். சில வகை கிச்சிலி இனப்பழங்களும் தேசிப்பழம் அல்லது தேசிக்காய் என்றே அழைக்கப்படுகின்றன. இவற்றில் தேசி, பாரசீகத் தேசி, காப்பிலித் தேசி, பாலைவனத் தேசி என்பனவும் அடங்கும். தேசிப்பழங்கள் சிறப்பாக உயிர்ச்சத்து சியைக் கொண்டுள்ளன. அத்தோடு அவை உணவு, பானம் என்பவற்றுக்கு சுவையூட்டியாகவும் பயன்படுத்தப்படுகின்றது. வெப்ப வலய வளரும் இவற்றின் பழங்கள் எலுமிச்சையைவிட சிறிதாகவும் புளிப்பு குறைந்தும் காணப்படுவதோடு, சீனி மற்றும் அமிலத்தின் அளவு மாறுபட்டும் காணப்படும். தேசிப்பழங்களை உற்பத்தி செய்யும் தாவரங்கள் பல்வேறு மரபுவழி மூலத்தைக் கொண்டுள்ளதோடு, ஒற்றைத்தொகுதிமரபு உயிரினத் தோற்ற குழு அமைப்பையும்

கொண்டிருக்கவில்லை.

எலுமிச்சம் பழத்தின் பெயர் எப்படி வந்தது?

பெரியவர்கள் யாரையாவது பார்க்கப்போகும்போது மரியாதை நிமித்தம் பரிசு வாங்கிச்செல்வோம். உண்மையான பெரியவர்கள் மறுத்துவிடுவார்கள்.

பதிலாக இரண்டு எலுமிச்சை கொண்டு போனால் மகிழ்வார்கள்.

ஒரு வேளை தேடிப்போன பெரியவர் இல்லாமல் திரும்ப நேரலாம். நமது வீட்டுக்குரியவர்களிடம் கொடுத்தால் ரசம் வைத்து கொடுப்பார்கள்.

எல்லா பழங்களையும் எலி கடித்து விடும்; எலுமிச்சையை மட்டும் தொடாது. எலி மிச்சம் வைத்ததால் எலிமிச்சை என்று பெயர்க் காரணம் சொல்லப்படுகிறது.

திருஷ்டியை தவிர்க்க வாகனங்களில் எலுமிச்சை மற்றும் மிளகாய் இணைத்து கட்டப்படுகிறது. இது தவிர மற்ற உப பயன்களும் இருக்கின்றன.

சித்தர் தேரன் பாரதத்தில் "மந்திரிக்கு மந்திரியாக, மன்னனுக்கு மன்னனாக, தந்திரிக்கு மித்திரனாக...' என பாடியிருக்கும் பழம் எலுமிச்சை என்று கேள்வி.

கேன்சர் நோயாளிகள், எலுமிச்சைச் சாற்றில் தேன் சேர்த்தோ, எலுமிச்சைச் சாறு கலந்த பச்சைத் தேநீரில் (Green Tea) தேன் சேர்த்தோ (தங்களுக்குப் பரிந்துரைக்கப்பட்ட மருந்துகளோடு) கூடுதலாகச் சாப்பிடலாம்.

புற்றுநோயைக் கட்டுப்படுத்த சீனாவின் புரோக்கோலி, காபூல் மாதுளையைப்போல், எலுமிச்சையும் அறியப்பட்டு வருகிறது.

இதிலுள்ள அதிகமான வைட்டமின் ‘சி’ சத்தும், ரிபோப்ளோவினும் புண்களை ஆற்ற வல்லது. எலுமிச்சை சாறுடன் நீர் கலந்து சிட்டிகை உப்பு போட்டு தொண்டையில் படுமாறு பலமுறை கொப்பளிக்க தொண்டைப் புண், வாய்ப்புண் ஆறும்.

வாந்தி அதிகமாக இருந்தால் எலுமிச்சைச் சாறுடன், இஞ்சிச் சாறு, சிறிதளவு தேன் சேர்த்து, வெதுவெதுப்பான

நீரில் கலந்து சாப்பிட விரைவில் குணம் தெரியும்.

நெஞ்செரிச்சல், ஏப்பம், வயிறு உப்புசம் இவையெல்லாம் எலுமிச்சைச் சாறுடன் வெந்நீர் கலந்து குடிக்கும் போது குறையும்.

பித்தப்பையில் ஏற்படும் கற்களைக் கரைக்க உதவுகிறது.

எலுமிச்சைச் சாற்றை தடவி வந்தால், முகத்திலுள்ள கரும்புள்ளிகள் மற்றும் சுருக்கங்கள் மறைகின்றன.

தினமும் காலையில் வெறும் வயிற்றில் இளஞ்சூடான நீரில் எலுமிச்சைச் சாறு, ஒரு டீஸ்பூன் தேனுடன் பருகினால் உடல் எடை குறையும்.

பொட்டாசியம் அதிகமான அளவில் இருப்பதால் இதயக் குறைபாடுகளை நீக்க உதவுகிறது.

இரவு நேரத்தில் வெதுவெதுப்பான நீரில், எலுமிச்சைச் சாறுடன் தேன் கலந்து குடித்தால் நல்ல தூக்கம் வரும். உடல் மட்டுமின்றி, மனமும் அமைதி அடையும்.

இரத்தம் சுத்தமாக இருக்க உதவுகிறது.

காலரா, மலேரியா போன்ற காய்ச்சலின் போது விஷக்-கிருமிகளின் தாக்கத்தை நீக்கப் பெரிதும் உதவுகிறது.

தேள்கொட்டினால் எலுமிச்சை பழத்தை இரண்டாக நறுக்கி இரண்டு துண்டையும் தேய்க்கலாம். (தேள் கொட்டின இடத்தில் தேய்க்கவும்)

எலுமிச்சை பழச்சாற்றை தலையில் தேய்த்து குளித்தால் பித்தம், பைத்தியம், உடல் சூடு அடங்கும்.

முன்பெல்லாம் நகச்சுற்று ஏற்பட்டவுடன் எலுமிச்சை பழத்தில் துளையிட்டு விரலை அதனுள் சொருகி வைக்காத ஆட்களை பார்த்திருக்கவே மாட்டோம்.

எலுமிச்சம் பழச்சாற்றுடன் தேன் கலந்து குடிக்க வறட்டு இருமல் தீரும்.

சிலருக்கு பாதத்தில் எரிச்சல் ஏற்படும். மருதாணியை அரைத்து எலுமிச்சம் பழச்சாற்றில் கலந்து பாதத்தில் தடவி வந்தால் எரிச்சல் குணமாகும். (ஆண்கள் கவனமாக உபயோகிக்கவும்.)

பெண் பித்தர்களுக்கு கெட்டுப்போன ரத்தத்தை தூய்மைப்படுத்துவதற்கு எலுமிச்சம் பழத்தை விட மேலான ஒன்று கிடையாது.

எலுமிச்சம் பழ ரசத்தை சாப்பிட்டால் மண்ணீரல் வீக்கம் பிரச்சினையில் இருந்து விடுபடலாம். நீண்ட கால, குறுகிய-கால குடிகாரர்கள் இதனால் பயன்பெறலாம்.

எலுமிச்சைச் சாறை அப்படியே பயன்படுத்தக் கூடாது. நீருடன் அல்லது தேன் போன்றவற்றுடன் பயன் படுத்த வேண்டும்.

உருப்படியான கொரோனா மருந்து ஒன்றை யாராவது கண்டுபிடிக்கும் போது பாருங்கள் - நிச்சயம் அதில் எலுமிச்சையின் மூலப்பொருள் இருக்கும்.

முக்கிய குறிப்பு: எலுமிச்சை, வெங்காயம் - இரண்டையும் வெட்டியதுமே பயன்படுத்தி விட வேண்டும்.

எலுமிச்சம் பழத்தின் நன்மைகள்!

'மூர்த்தி சிறியதாக இருந்தாலும் கீர்த்தி பெரியது' என்பார்கள். அதற்கு சிறந்த உதாரணம் எலுமிச்சம் பழம்தான். இது ஒரு அதிசய கனி. களைப்பைப் போக்கி உடனடியாக தெம்பை தரக்கூடியது. வைட்டமின் சி சத்து நிறைந்தது எலுமிச்சம் கனி.

பல்வேறு உடற்பிரச்னைகளைப் போக்கும் எலுமிச்சம் பழம் பித்தத்தைத் தணிக்கிறது, மலச்சிக்கலை தீர்க்கிறது, பல் நோய்களை குணப்படுத்துகிறது, குமட்டல் வாந்தியை நிறுத்துகிறது, வாய் துர்நாற்றத்தை அகற்றுகிறது, சரும நோய்களை குணமாக்குகிறது, தலைவலியை நீக்குகிறது, மிகச்சிறந்த கிருமி நாசினியாகச் செயல்படுகிறது, வயிற்று உப்புசம், நெஞ்செரிச்சலுக்கு நிவாரணம் தருகிறது, வாதம், முடக்குவாதம் போன்ற நோய்களுக்கு நல்ல மருந்தாகிறது, உடல் எடையை குறைக்கிறது.

காலையில் வெதுவெதுப்பான நீரில் எலுமிச்சை சாறு கலந்து பருக உடலில் உள்ள தேவையற்ற கொழுப்புகளைக் கரைத்து, கல்லீரலை வலிமையோடு வைக்கிறது, நறுமண எண்ணெய் தயாரிப்பிலும், சோப்பு தயாரிப்பிலும் எலுமிச்சை

பழம் பயன்படுத்தப்படுகிறது, எலுமிச்சம் பழத்தில் ‘பெக்டின்’ என்னும் கரையக்கூடிய நார்ச்சத்து உள்ளது. உடலை குளிர்ச்சியாக்கும் தன்மை கொண்ட இந்தக் கனியை சாறா-கவோ, சாலட்களில் பயன்படுத்தியோ தினமும் உபயோகப்ப-டுத்த உடல் வெப்ப சூட்டால் பாதிக்கப்படாது.

பூச்சிக்கடியால் ஏற்படும் அலர்ஜியை போக்க இதனை ஒரு சிறு துண்டு நறுக்கி கடிபட்ட இடத்தில் தேய்க்க நல்ல குணம் தெரிகிறது, முகத்தின் கருமை நீங்க இதனை தேனு-டன் கலந்து முகம், கழுத்து மற்றும் கைப்பகுதிகளில் தடவி வர, கருமை நீங்கி சருமம் பளிச்சென்று ஆகிவிடும்.

தமிழ்நாட்டின் திருநெல்வேலி மாவட்டத்தில் புளியங்குடி என்னும் இடத்தில் எலுமிச்சைக்கான தினசரி சந்தை நடை-பெறுகிறது. வேறு எங்கும் இதுபோல் தனியான எலுமிச்சை கனிக்கான தினசரி சந்தை நடைபெறுவதாகத் தெரிய-வில்லை. புளியங்குடி அருகில் உள்ள புன்னையாபுரம் கிரா-மம் எலுமிச்சை விளைவிப்பதில் சிறந்த இடம் பிடித்துள்ளது. இப்பகுதி எலுமிச்சை பழச்சாறு மற்ற எலுமிச்சைகளை விட அதன் நீர் பதம் (சாறு) குறைய அதிக நாட்கள் ஆகும் என்பது வியப்பான ஒன்றாகும்.

எலுமிச்சை மேஜிக்

உச்சி முதல் பாதம் வரை உடலை வாட்டும் பல பிரச்-னைகளுக்கு எலுமிச்சையில் கிடைக்கிறது எளிய தீர்வு.

எலுமிச்சை மரத்தின் காய், பழம் , குலை என எல்லாமே மருந்தாக பயன்படுகிறது. இயற்கையாக கிடைக்கும் வைட்-டமின் சி சத்து இதில் நிறைய உண்டு.

இது தவிர இரும்புச்சத்து, கால்சியம், மெக்னீசியம் என சகல சத்துக்களும் எலுமிச்சையில் இருக்கிறது.

எலுமிச்சை நாக்கின் சுவை அறியும் தன்மையை தூண்டி விடும் குணம் கொண்டது. பசியை தூண்டும்; நா வறட்சி-யைப் போக்கும்.

பேன் தொல்லை நீங்க - துளசி சாறுடன் சம அளவு எலுமிச்சை சாறு கலந்து வாரம் ஒரு முறை தலையில் தேய்த்து ஒரு மணி நேரம் ஊற விட்டு குளித்தால் பேன்

தொல்லை நீங்கும்.

இரண்டு டேபிள் ஸ்பூன் எலுமிச்சை சாறுடன் அரைத்த பூண்டு விழுது 2 ஸ்பூன் சேர்த்து கலக்கி தலையில் தேய்த்து அரை மணி நேரம் ஊற விட்டு குளிர்ந்த நீரில் குளித்து வந்தால் பேன் தொல்லை போயே போய்விடும்.

கருவளையம் நீங்க - அரை டேபிள்ஸ்பூன் எலுமிச்சை சாறில் அரை டேபிள்ஸ்பூன் தக்காளி சாறு கலந்து கண்-களை மூடி அக்கலவையை கண்களில் கீழே தடவி அரை மணி நேரம் கழித்து முகம் கழுவி வரவும். சில நாட்கள் தொடர்ந்து இப்படி தடவி வந்தால் கருவளையம் காணாமல் போகும்.

தலைவலி நீங்க - எலுமிச்சை பழத் தோலை காய வைத்து பொடி செய்து தண்ணீரில் கலந்து பேஸ்ட்டாக்கி தலைவலி உள்ள இடத்தில் தடவினால் தலைவலி நீங்கும்.

வாய் துர்நாற்றம் நீங்க - எலுமிச்சம் பழச்சாறு ஒரு டேபிள் ஸ்பூன் எடுத்து ஒருடம்ளர் நீரில் கலந்து தினமும் மூன்று வேளை வாய் கொப்பளித்து வந்தால் சுவாசம் புத்து-ணர்வுடன் வாய் துர்நாற்றம் போகும்.

பல் வலி நீங்க - எலுமிச்சம் பழச்சாறு 3 டேபிள் ஸ்பூன் எடுத்து சிட்டிகை பெருங்காயத்தூள் கலந்து மிதமாக சூடுப-டுத்தி ஆறியதும் இதில் பஞ்சை நனைத்து பல் வலி உள்ள இடத்தில் வைத்தால் வலி குறையும்.

வாயுத்தொல்லை நீங்க - எலுமிச்சை சாறில் இஞ்சித் துண்டுகளை ஊறவைத்து உணவு சாப்பிட்ட பின், சிறு துண்டு வாயில் போட்டு மென்று தின்றால் வாயுத் தொல்லை நீங்கும்.

அஜீரணம் நீங்க - எலுமிச்சை சாறு ஒரு டேபிள் ஸ்பூன், கருவேப்பிலை அரைத்து எடுத்த சாறு ஒரு டேபிள் ஸ்பூன் இரண்டையும் கலந்து சிட்டிகை சர்க்கரை சேர்த்து அருந்தி-னால் அஜீரணமும் வயிற்று வலியும் சரியாகும்.

வாந்தி , குமட்டல் நீங்க - எலுமிச்சை சாறில் சீரகத்தை ஊற வைத்து எடுத்து உலர்த்தி வாந்தி, குமட்டல் வரும் நேரத்தில் சிறிது வாயில் போட்டு மென்றால் குமட்டல்

உடனே நிற்கும்.

மலச்சிக்கல் நீங்க - எலுமிச்சை சாறு ஒரு டேபிள் ஸ்பூன் எடுத்து வெது வெதுப்பான நீரில் கலந்து இரண்டு வேளை குடித்தால் மலச்சிக்கல் நீங்கும்.

உடல் எடை குறைய - துளசி இலை சாறுடன் சம அளவு எலுமிச்சம்பழம் சாறு சேர்த்து சூடாக்கி அதனுடன் தேன் கலந்து உணவுக்குப் பின் குடித்தால் உடல் எடை குறையும்.

நீர்ச் சுருக்கு குறைய - எலுமிச்சம் பழ விதைகளை பசை போல் அரைத்து அதை தொப்புளை சுற்றி தடவி விட்டு ஐந்து நிமிடம் கழித்து குளிர்ச்சியான தண்ணீரை ஊற்றினால் நீர் சுருக்கு, சிறுநீர் கழிக்கும் போது வரும் வலி , எரிச்சல் உடனே நீங்கிவிடும்.

பாத வெடிப்பு நீங்க - எலுமிச்சை பழச்சாறு வெதுவெ-துப்பான நீரில் கலக்கி இந்த தண்ணீரில் வெடிப்புகள் இருக்-கும் கால் பாதத்தை பத்து நிமிடங்கள் ஊறவிட்டு, வாரம் ஒரு நாள் இப்படி செய்து வந்தால் கால் பாத வெடிப்புகள், புதிதான வெடிப்புகளும் வராது.

1. எலுமிச்சம்பழத்தின் ஆசை

ஒரு பெரிய தோட்டம் இருந்தது, அந்த தோட்டத்தில் ஏரா-ளமான

காய்கறிகள்,பழங்கள் காய்த்து இருந்தன.

ஒரு பக்கம் கத்தரிக்காய், முட்டைக்கோஸ்,தக்காளி, பாகற்காய், போனறவைகளும், மறு புறம் ஆங்கில வகை காய்கறிகளான பீட்ரூட், நூல்கோல்,

காலி பிளவர், போன்ற காய்கறிகளும் பயிரிடப்பட்டி-ருந்தன. இன்னொரு பக்கம்

அன்னாசி, எலுமிச்சை,பிளம்ஸ், போன்ற பழ வகைகளும் பயிரிடப்பட்டிருந்தன.

தினமும் ஆட்கள் அந்த தோட்டத்துக்குள் வந்து காய்-கறிகளையும், பழங்களையும்,பறித்து வண்டியில் எடுத்து சந்-

தைக்கு கொண்டு செல்வர்.

ஒரு நாள் காய்கறிகள் அனைத்தும் ஏற்றப்பட்டு விட்டன. பழ செடிகள் வரிசையில் இருந்த எலுமிச்சை செடிகளில் எலுமிச்சை பழம் நன்கு பழுத்து மஞ்சள் கலராய் பார்ப்பதற்கு அழகாய் இருந்தது. அதில் இருந்த ஒரு எலுமிச்சை பழம் தானும் வெளியே போக வேண்டும், எப்படியும் தன்னை வண்டியில் ஏற்றுவார்கள் என எதிர்பார்த்திருந்தது. கடைசி வரை வண்டியில் ஏற்றாததால் ஏமாற்றத்தில் அதன் நிறம் கூட மங்கலானது போல தெரிந்தது. வண்டி கிளம்ப போகும்போதுதான் கவனித்தார்கள், அட..எலுமிச்சை பறிக்கவே இல்லையே, பாருங்க எப்படி பழுத்து இருக்குதுன்னு, சொல்லிவிட்டு வண்டியை நிறுத்தி விட்டு எலுமிச்சை பழம் பறிக்க ஆரம்பித்தார்கள்.

அந்த எலுமிச்சைக்கு ஒரே சந்தோசம், பார்த்தீர்களா? எப்படியும் என்னை ஏற்றி விடுவார்கள் என்று நினைத்து கொண்டிருந்தேனே, அதே போல ஆகிவிட்டதல்லவா,

மற்ற எலுமிச்சை பழங்களிடம் சொல்லி சந்தோசப்பட்டுக்கொண்டது.

சந்தையில் அனைத்து காய்கறிகள்,பழங்கள் இறக்கப்பட்டன. எலுமிச்சை பழங்கள் கொண்ட மூட்டை இறக்கப்பட்டவுடன் அந்த எலுமிச்சைக்கு மகிழ்ச்சி பிடிபடவில்லை. எவ்வளவு பெரிய சந்தை, எல்லா தோட்டத்துல இருந்தும் பழங்கள் வந்திருந்தது. பக்கத்து மூட்டையில் இருந்த ஒரு எலுமிச்சையுடன் பேச்சு கொடுத்தது.

அண்ணே நீங்க எந்த தோட்டத்துல இருந்து வாறீங்க? நாங்க மேட்டுப்பாளையத்துல இருந்து வாறோம். அப்படியா அந்த ஊரு எங்க இருக்கு? அந்த

எலுமிச்சை கொஞ்சம் யோசித்து எனக்கு சரியா தெரியல, எங்களை இன்னைக்கு காலையிலதான் செடியில இருந்து வண்டியில ஏத்திட்டு வந்தாங்க. அப்படியா, எங்களையும் இன்னைக்குத்தான் ஏத்திட்டு வந்திருக்காங்க..

பேசிக்கொண்டிருக்கும்போதே, அந்த மூட்டையை ஒரு ஆள் தலை மீது ஏற்றிக்கொண்டு சென்றார். அந்த மூட்-

டையை எடை பார்க்கும் இயந்திரத்தில் வைக்கப்பட்டு ஐம்பது கிலோ இருக்கு, சொல்லி ஒரு சீட்டை எழுதி கொண்டு வந்த ஆளிடம் கொடுத்தார்கள்.

அவர் அந்த மூட்டையை மீண்டும் தலையில் ஏற்றிக்கொண்டு நடக்க ஆரம்பித்தார். உள்ளிருந்த அந்த எலுமிச்சைக்கு ஆடி ஆடி செல்வது சந்தோசமாய் இருந்தது.

மற்ற நண்பர்களிடம் பார்த்தீர்களா என்ன ஒரு ஆட்டம். சொல்லிவிட்டு கல கல வென சிரித்தது.. அந்த மூட்டை சிறிது நேரத்தில் ஒரு இடத்தில் இறக்கப்பட்டது.

மீண்டும் அந்த மூட்டை பிரிக்கப்பட்டு பழங்கள் ரகம் வாரியாக பிரிக்கப்பட்டன.

இந்த எலுமிச்சம்பழம் தன்னை எப்படியும் நல்ல இடத்தில் பிரித்து வைப்பார்கள் என எதிர் பார்த்த்து. அதே போல் அந்த பழம் நல்ல ரகமாக சேர்க்கப்பட்டு, கடையில் அனைவரும் பார்க்கும் இடத்தில் வைக்கப்பட்டது. தனக்குள்ளேயே பேசிக்கொண்டது எலுமிச்சை, என்னோட கலரும் உருவத்தையும், பார்த்தாலேயே யாராவது ஒருவர் எடுத்துடுவாங்கன்னு எனக்கு தெரியுமே.

இப்பொழுது ஒரு பெண் தன்னை எடுத்து பார்ப்பதை பார்த்த எலுமிச்சைக்கு

மீண்டும் ஒரு மகிழ்ச்சி, எப்படியும் என்னை எடுத்து தன் பைக்குள் போட்டு கொள்வாள் என்று எதிர் பார்த்தது.

அந்தோ பரிதாபம், இந்த பழம் எவ்வளவு விலைப்பா? ஒரு பழம் அஞ்சு ரூபா

ரொம்ப அதிகமாக சொல்றேப்பா, சொல்லி விட்டு அடுத்த ரகத்தை பார்த்து இது என்ன விலைப்பா? அது ஒரு பழம் இரண்டு ரூபா, சரி அப்படீன்னா அதுலயே இரண்டு கொடுத்துடு., அந்த அம்மாள் சொல்லி விட்டு கையில் இருந்து காசை கொடுத்துவிட்டு அந்த பழங்களை தன் பைக்குள் போட்டுக்கொண்டாள்.

சே. நோஞ்சானாய் இருக்கும் அவனுக்கு வந்த வாழ்க்கையை பார், தனக்குள் அலுத்துக்கொண்டது, அன்று முழுக்க, அந்த எலுமிச்சையை யாரும் எடுக்கவே இல்லை.

மறு நாள் சற்று சுருக்கம் விழுந்து விட்ட தன் உடம்பை பார்த்து மிகவும் வருத்தப்பட்டுக்கொண்டது.நேற்று எவ்வளவு அழகாய் இருந்தோம், இன்று இப்படி ஆகி விட்டோமே, என்று வருத்தப்பட்டது. அன்றும் அதனை யாரும் எடுத்து செல்லவில்லை. பேசாமல் நம்மோட செடியிலேயே இருந்திருக்கலாம், இப்படி அநியாயமாய் வெளீயில வந்து வெயிலிலே வாடிப்போயிட்டோமே,அதற்கு கவலை பிடித்து கொண்டது, நாம் இப்படியே இருந்து காஞ்சு போயிடுவோமா?

நான்காம் நாள் அந்த பழத்தை கையில் எடுத்த பெண் ஏம்பா இந்த பழம் என்ன விலை? அம்மா இந்த பழம் இரண்டு ரூபா, சொன்னவரிடம், நாலு நாளைக்கு

முன்னால இந்த பழம் அஞ்சு ரூபாய்ன்னு சொன்னே, ஆமாம்மா, அப்ப நல்லா பக்குவமா இருந்துச்சு, இப்ப வெயிலிலே கொஞ்சம் வாடி போயிடுச்சு, அதுதான்.

சொன்னவரிடம் மறு பேச்சு பேசாமல் அந்த பெண் காசை கொடுத்து விட்டு தன் பையில் போட்டு சென்றாள்.

இப்பொழுது தான் ஏதோ குளிரூட்டப்பட்ட பெட்டிக்குள் இருப்பது தெரிந்தது.

அந்த வெயிலுக்கு இந்த அறை பரவாயில்லை, நினைத்துக்கொண்ட அடுத்த நிமிடம்

பெண்ணின் கரம் ஒன்று தன்னை எடுத்து பார்த்து கையில் உருட்டுவதை உணர்ந்தது.

ஆஹா..ரொம்ப சந்தோசமாக அனுபவித்தது. சட்டென தன்னை அறுப்பதை உணர்ந்தது, அதற்கு வலி தெரியவில்லை.

ஏதோ குழலுக்குள் வைத்து திருகுவது கூட அதற்கு கிச்சு கிச்சு மூட்டுவது போல் இருந்தது. அப்புறம் தன்னை பிழிய பிழிய ஆனந்தமாய் நீரை உதிர்த்தது.

பாட்டி உங்க எலுமிச்சை ஜூஸ் பிரமாதம், நல்லா ருசியாவும், வெயிலுக்கு இதமாவும் இருந்துச்சு, நான்கைந்து குழந்தைகள், தங்கள் வாயை துடைத்துக்கொண்டு அந்த பெண்ணிடம் சொல்லிக்கொண்டிருப்பதை மகிழ்ச்சியுடன்

பார்த்து கொண்டிருந்தது.பிழியப்பட்ட வெற்றுத்தோலான அந்த எலுமிச்சை பழம்.

2. *எலுமிச்சை*

- அ. முத்துலிங்கம்

[கதைகளுக்கு முன்னுரை எழுதுவது எனக்குப் பிடிக்காது. அதென்ன கட்டியம் கூறுவதுபோல என்று கிண்டல் செய்வேன். கதையென்றால் சொல்ல வந்த விஷயத்தை கதையிலேயே சொல்லிவிட வேண்டியதுதானே! இது என்ன முன்னுரை? அறிவுரை?

ஆனால் இந்த முன்னுரை எழுதுவதில் ஒரு காரியமிருக்கிறது. கு.அழகிரிசாமி எழுதிய 'குமாரபுரம் ஸ்டேஷன்' என்ற கதையை நீங்கள் படித்திருப்பீர்கள். அதில் ஒரு பாத்திரம் மூலமாக 'நாங்கள் ஒன்றை மனதில் நினைத்து செய்யும் செயல் எப்படி எங்களை அறியாமல் இன்னொரு காரியத்துக்கு உதவுகிறது' என்று சொல்லியிருக்கிறது. நான் சிறுவனாக இருந்தபோது நடந்த இந்த உண்மைச் சம்பவமும் அப்படித்தான். இனி, சற்று தள்ளி நில்லுங்கள். கதை வருகிறது]

செடியாக இருந்த அந்த எலுமிச்சை இப்பொழுது மரமாக வளர்ந்துவிட்டது. அம்மா அதைக் கவலையோடு பார்த்துக்கொண்டிருந்தாள். சதிருக்கு வந்த தேவடியாள் கையைக் காலை விசுக்கி ஆடுவதுபோல அந்த மரம் கிளையெல்லாம் வீசி வளர்ந்துவிட்டது. ஆனால் பேச்சுக்கு ஒரு பூ இல்லை; ஒரு காய் கிடையாது. ஓவென்ற மலட்டு மரம்.

அம்மாவும் செய்யாத வித்தையில்லை; பார்க்காத வைத்தியமில்லை. மண்ணை வெட்டி, கொத்தி பசளையெல்லாம் போட்டு அலுத்துவிட்டது. அது அசையவில்லை. வடக்கு வீதிக்கு வந்த மஞ்சவனப்பதி தேர்போல தன்பாட்டுக்கு நின்றது.

இப்படித்தான் முன்பு ஒரு கறிவேப்பிலைச் செடி. அம்மாக் கண்ணும் கருத்துமாக வளர்த்து வந்தாள். ஒரு சாண்

உயரத்துக்கு வளர்ந்த பிறகு ஒருநாள் சொல்லாமல் கொள்-ளாமல் செத்துவிட்டது. அம்மாவும் 'விடேன், தொடேன்' என்று ஒன்பது தரம் ஒன்றன்பின் ஒன்றாய் செடிகளை நட்டு தன்கையால் தண்ணி ஊற்றி வளர்த்துப் பார்த்தாள், சரிவர-வில்லை. கடைசியில் செல்லாச்சிக் கிழவி சொன்ன மந்தி-ரம்தான் பலித்தது.

சூதகமாய் இருக்கிற நேரம் பார்த்து, பலபலவென்று விடி-யும் முன் ஒட்டுப்போடாத ஒற்றைத்துணி உடுத்தி, கிழக்குப் பார்த்து செடியை நட்டால் அது பிய்த்துக்கொண்டு வளர்ந்-துவிடும் என்பதுதான் அது.

அம்மாவும் அப்படியே செய்து பார்த்தாள். என்ன ஆச்ச-ரியம்! பார்த்துக் கொண்டிருக்கம்போதே மரம் வளர்ந்துவிட்-டது. வளர்த்தியென்றால் அப்படி ஒரு வளர்த்தி. ஊர்ச்சனம் எல்லாம் கறிவேப்பிலை கேட்டு வரத் தொடங்கி விட்டார்-கள். கையாலே பறித்துக் கொடுத்தது போய் கொத்தடி வைத்து ஒடித்துக் கொடுக்க வேண்டி வந்துவிட்டது. அவ்வ-ளவு உயரம்.

காலை, பகல் இரவு என்றுகூட ஆட்கள் கறிவேப்பிலை கேட்டு வரத்தொடங்கினார்கள். அம்மாவும் சலிக்காமல் கொடுத்துவந்தாள். 'இது புண்ணியம் ஆச்சே!' என்று அடிக்-கடி சொல்லிக் கொள்வாள்.

அந்த நேரம் பார்த்துத்தான் நாங்கள் நாய் வளர்க்கத் தொடங்கினோம். 'வீட்டுக்காரர், நாயைப் பிடியுங்கோ' என்று படலையில் இருந்து கூக்குரல் கேட்கத் தொடங்கியது.

நாயென்றால் ஏதோ சந்திரகுலம், சூரியகுலத் தோன்ற-லில்லை. சாதாரண ஊர் நாய்தான். நான் பள்ளிக்கூடத்தி-லிருந்து வரும்போது வழியிலே பொறுக்கியது. என்னுடையது கையையும் முகத்தையும் நக்கி என்னை அது ஆட்கொண்-டுவிட்டது.

வீட்டிலே அம்மா முதலில் அடிபிடியென்று சத்தம் போட்-டாள். பிறகு அது பால் குடித்த வேகத்தைப் பார்த்து அவள் மனது மாறிவிட்டது. பலூன் மாதிரி ஊதிப்போன வயிற்-றைத் தூக்கிக்கொண்டு அது தள்ளாடித் தள்ளாடி நடந்த-

போது அம்மாகூடச் சிரித்துவிட்டாள். இப்படித்தான் இந்த நாய்க்குட்டி எங்கள் வீட்டுச் சங்கதியானது.

குட்டியாயிருக்கும்போது அது செய்த வீர சாகஸங்களை வைத்து வீரன் என்று பெயர் வைத்தோம். அதுவும் கறி-வேப்பிலை மரம்போல கிடுகிடென்று வளரத்தொடங்கியது. சாப்பாடு என்றால் வீரனுக்கு இதுதான் என்ற வரைமுறை கிடையாது. முருங்கக்காய்ச் சக்கையிலிருந்து சோறு, பருப்பு, பனங்காய் நார் என்று சாதி வித்தியாசம் பாராமல் சாப்பிட்டு பரிபூரண சந்தோசமாக இருந்தது.

என்னுடைய வாய் அசைந்தால் என் பின்னாலேயே சுற்றிக்கொண்டிருக்கும். அதற்கும் கொடுத்தபடியே சாப்பிட வேண்டும். கடைசியில் வெறும் கையைக்காட்டி, தொடை-யில் தட்டினால்தான் தன் வழியில் போகும். பள்ளிக்கூடத்து பாணில் இதற்கு ஓர் அளவுகடந்த பாசம். பள்ளி மணி அடித்ததும் காதல் வயப்பட்ட கன்னிப்பெண் போல உள்-ளுக்கும், வாசலுக்குமாய் பறந்து திரியும். நான் வந்தேனோ இல்லையோ என் மீது பாய்ந்து பாணையும் சம்பலையும் பறித்துக்கொண்டு போய்விடும்.

வீரனின் முதுகில் நான் சவாரி செய்யும் அளவுக்கு குதி-ரைபோல வளர்ந்துவிட்டது. நான் அதோடு இருக்கும்போது பெரியவர்கள் கூட பயபக்தியோடு தூரதேசமாய் செல்வார்-கள். எனக்கு கர்வம் தலைக்கு மேலேறிவிடும்.

அதற்கு வயசுக்கு வந்தபோது பக்கத்து வீட்டு கண்ண-கியைச் சேர்த்துக்கொண்டது. ஒரு நாள் இரவு களவியல் நடத்த கண்ணகி வந்துவிட்டது. கண்ணகி என்றால் கற்பின் திருவுருவம் என்று அவசரப்பட்டு நினைத்துவிடக் கூடாது. எங்கள் ஊரில் அரைவாசி ஆண்நாய்கள் அதற்கு பின்-னால்தான். அதனுடைய கருநீலச் சடையையும், மதுரையை எரித்த கண்களையும் வைத்து அப்படிப்பேர் வைத்திருப்பார்-கள் போலும். கண்ணகியின் பின்னாலேயே வீரன் ஓடத்-தொடங்கியது. குரைத்துக் குரைத்து துரத்தும் ஒலி. பிறகு. பிறகு ‘பொதக்’ என்று ஒரு சத்தம். அதற்குப்பின் மௌனம் மௌனம் என்றால் ஊயிரம் பேருடைய மௌனம்.

அப்பா அம்மா கூவினாள், 'இஞ்சருங்கோ, நாய் கிணத்-துக்கை விழுந்திட்டுது போல கிடக்கு'. நாங்கள் அரிக்கன் விளக்கை எடுத்துக்கொண்டு அடித்துபிடித்து கிணற்றடிக்கு ஓடினோம். உண்மைதான். கிணற்றுக்குள்ளே இருந்து 'சதக் புதக்' என்ற சத்தம் வந்து கொண்டிருந்தது. அவசரமாக ஒரு கயிற்றிலே அரிக்கன் விளக்கைக் கட்டி கீழே இறக்கிப் பார்த்தோம். ஒரு மண்ணும் தெரியவில்லை.

இந்தக் கலவரத்தில் ஊர் அரைவாசி கிணற்றடியில் கூடி-விட்டது. பக்கத்துவீட்டு சிவப்பிரகாரசம் பத்து பற்றறிபோட்ட ரோர்ச் லைட்டை கொண்டு வந்தார். பெரிய எழுத்து நல்ல-தங்காளை தினமும் பெரிய குரலில் படித்து தொண்டையை வளமாக வைத்திருப்பவர். ரோர்ச்சை அடித்துப்பார்த்தால் வீரன்தான் கிணற்றைச் சுற்றி சுற்றி ஓயாமல் நீந்திக் கொண்-டிருந்தது. அவர் ஒருவரிடமே ரோர்ச் லைட் இருந்த படி-யாலும், உரத்த குரல் வளத்தில் அவருக்கு நிகர் எவரும் இல்லை என்றபடியாலும் நாய் மீட்பு பணிக்கு அவரே அக்-கிராசனராகத் தேர்ந்தெடுக்கப்பட்டார்.

வாளியும் கயிறுமாக நாய் எடுப்பதற்கு நாங்கள் செய்த முயற்சிகள் தோல்வி அடைந்தன. அடுத்ததாக, பனைநாரில் செய்த பட்டை கிணற்றில் இறக்கப்பட்டது. நாய் இந்த விசித்திரமான ஏற்பாட்டை 'இந்தா, என்று வந்து மணந்து பார்த்துவிட்டு திரும்பிவிடும். பட்டையில் ஏறினால் உயிர் தப்பிவிடலாம் என்று ஒருமுறை அதற்குப் பட்டதுபோலும், ஏறிவிட்டது. நாங்கள் எல்லாம் கூக்குரல் இட்டு அதைப் பதனமாக இழுத்தெடுக்கும்போது அது என்ன நினைத்ததோ மனதை மாற்றிக்கொண்டு மறுபடியும் பாய்ந்துவிட்டது.

கடைசியில் தொட்டில் யோசனையைச் சொன்னது பாவாடை சண்முகம்தான். இவர் படு அப்பாவி. ஒருமுறை கிணற்றடியில் மனைவியின் உள்பாவாடையை தோய்க்கும் போது கையும் களவுமாகப் பிடிபட்டுவிட்டார். அன்றிலிருந்து அவர் பிரக்கியாதி இப்படி பரவிவிட்டது. இந்த ஒரு குற்றத்-தைத் தவிர அவர் அவ்வப்போது அருமையான யோசனை-களை தரவல்லவர்.

எங்கள் ஊரில் எதற்கு குறைவிருந்தாலும் தொட்டிலுக்கு குறைவில்லை. மழையோ, வெய்யிலோ குழந்தை விளைச்சல் அமோகமாக இருக்கும். ‘நீ, நான்’ என்று தொட்டில்கள் வந்துவிட்டன. நாலு மூலையிலும் கயிறு கட்டி வெகு கவனமாக தொட்டிலை இறக்கினோம். தொட்டில் தண்ணீரில் அமுங்கியபடியே இருந்தது. சிவப்பிரகாசம் ரோர்ச் லைட்டை கண்வெட்டாமல் அடித்துக் கொண்டிருந்தார். நாய் தொட்டில் பக்கம் நீந்திவந்தபோது சொல்லி வைச்சதுபோல நாலுபேரும் கயிற்றை இழுத்துவிட்டார்கள். நாய் தொட்டிலில் வசமாய் மாட்டிவிட்டது.

வெளியே வந்ததுதான் தாமதம் நான் அதை ஆசை தீரக் கட்டிப்பிடித்தேன். அது ஒரு சிலுப்புச் சிலுப்பி தண்ணியைச் சிதறடித்தது. பிறகு ஒரே பாய்ச்சல்.

இந்தச் சம்பவத்திற்குப் பிறகு வீரன் கண்ணகியை கண்ணெடுத்தும் பார்க்கவில்லை. எதிர் வீட்டு வண்டார்குழலியிடம் அதற்கு மையல் ஏற்பட்டுவிட்டதும் ஒரு காரணமாக இருக்கலாம். (எங்கள் ஊரில் தமிழ்ப்பற்று கரைபுரண்டு ஓடிய காலகட்டம் இது. பற்பன்கூட தன் அணில் குஞ்சுகளுக்கு பரிமேலழகர், லோபாமுத்திரை என்று பெயர் வைத்திருந்ததாக ஞாபகம்)

எங்களுக்கு கணக்குப் பாடம் எடுப்பது கந்தையா வாத்தியார்தான். இவர் ஒரு தீவிரவாதி. இவர் பாடம் நடத்தும் போது நாங்கள் எல்லாம் கைவிரல்களை ஒன்றுகூடத் தவறாமல் மேசைமேலே வைத்திருக்க வேண்டும். மனக்கணிதம் என்றால் மனதால் சொல்லவேண்டும். கையால் சொல்லக்கூடாது என்பது இவருடைய அற்புதமான சித்தாந்தம்.

பதின்நான்கிலிருந்து ஒன்பது போனால் மிச்சம் எவ்வளவு. இதுதான் கேள்வி. நாங்கள் உயிரைக் கொடுத்து இதற்கு விடை தேடிக்கொண்டிருந்தோம். அப்பொழுதுதான் வீரன் வந்து என் காலை நக்கியது. அதுமாத்திரமல்ல, விரகதாபக் கதாநாயகியைப் போல கொஞ்சம் முக்கல், முனகலையும் சேர்த்துக்கொண்டது.

கந்தையா வாத்தியார் எவ்வளவுதான் சுத்த வீரர் என்றா-லும் அவருக்கும் நாய்க்கும் ஒரு சொந்தம் இருந்தது. அவர் வேட்டியைத் தூக்கினால் கணுக்காலில் இருந்து முழங்-கால்வரை எல்லாம் நாய்க்கடி தழும்புகள்தான். இது புன்-னாலைக்கட்டுவன் நாய், இது பெரிய கடை நாய், இது சித்தங்கேனி என்று வகைவகையான தழும்புகளை பொறா-மைப்படும்படி காட்டுவார்.

நாயைக் கண்டதும் அவர் அஞ்சம் கெட்டு அறிவும் கெட்டு, 'ஆர், ஆர் அந்த நாயைப் பிடி; கொண்டுபோ, கொண்டுபோ, என்று கத்தத் தொடங்கிவிட்டார். ஒரு கால் நிலத்திலும், மறுகால் கதிரையிலுமாக எந்தத் திசையிலும் பாய்வதற்கு ஏதுவாக யுத்த சன்னத்தனாக நின்றார். நானும் இதுதான் சாட்டு என்று நாயை இழுத்துக்கொண்டு வீட்டுக்கு வந்துவிட்டேன். வாத்தியாரைப் பயங்காட்ட என்னிடம் ஓர் அஸ்திரம் இருக்கிறது என்பதில் எனக்கு அளவுகடந்த மகிழ்ச்சி. அந்த மகிழ்ச்சி வெள்ளத்தில் அமுங்கி பள்ளிக்கூ-டத்திற்கு திரும்பிப்போக வசதியாக மறந்துவிட்டேன்.

அதற்கு பிறகுதான் அம்மா வீரனை பள்ளிநாட்களில் நான் திரும்பி வரும்வரை கட்டி வைக்கத் தொடங்கினாள். ஆனால் இரவு நேரங்களில் வீட்டைக் காக்கும் DUTY இருப்பதால் அது சுதந்திரமாக உலாவந்து காவல் வேலைக-ளைக் கவனித்தது.

அன்று சனிக்கிழமை, தலை முழுக வார்க்கும் நாள். வீடு முழுக்க தடபுடல் பட்டது. உச்சியிலிருந்து உள்ளங்கால் வரை எண்ணெய் தேய்த்து என்னைத் தயார்நிலையில் வைத்திருந்தார்கள். அடுத்த கட்டம் அரைத்து களியாக்கிய சீயக்காயைப் பிரட்டுவதுதான்.

அம்மா அலுமிச்சை மரத்தை பார்த்தபடியே நின்றாள். அம்மாவின் முகத்துக்கு கவலை தோதுப்படாது. அவளு-டைய கண்களில் என்றுமில்லாத சோகம் கப்பியிருந்தது. ஐந்து சதத்திற்கு பத்து எலுமிச்சம்பழம் சந்தையிலே விற்ற காலமது. ஆனாலும் அம்மாவுக்கு அந்த மரத்தில் அப்படி ஒரு மோகம். அதை எப்படியும் காய்க்க வைத்துவிட வேண்-

டும் என்ற பிடிவாதம்.

அதற்கு முதல் நாள்தான் செம்பட்டையன் வந்து மண்ணைப் பிரட்டிக் கொத்தி, தண்ணியும் பாய்ச்சி விட்டிருந்தான். மலட்டு மரங்களுக்கே உரித்தான ஒருவித அலட்டலோடு அது நின்றுகொண்டிருந்தது. அம்மாவுக்கு சலிப்பாக வந்தது. இடுப்பிலே கையை வைத்து யோசித்துக் கொண்டிருந்தாள்.

அம்மாவின் நிறமே எலுமிச்சம்பழ நிறந்தான். அவள் அப்படி அண்ணாந்து பார்க்கும்போது நெற்றியில் இட்ட குங்குமத்தின் ஒரு துளி மூக்கிலே ஒட்டிக்கொண்டு இருந்தது. அது ஒரு சிவப்புக்கல் மூக்குத்திபோல அழகாகத் தெரிந்தது. அம்மா அந்தக் கணம் என்ன நினைத்தாளோ, கனத்த பெருமூச்சொன்று வெளியே வந்தது.

அம்மா அப்படி கவலைப்பட்டிருக்கத் தேவையில்லை அந்த மரத்தின் விதியை மாற்றப் போகும் ஒரு சம்பவம் சீக்கிரமே அங்கே நடப்பதற்கு இருந்தது. அப்போது அது அம்மாவுக்கும் தெரியவில்லை; எனக்கும் தெரியவில்லை; மரத்துக்கும் தெரியவில்லை.

எனக்கு கண்ணில் எண்ணெய் வழிந்து எரிந்துகொண்டிருந்தது. நான் அம்மாவின் கையைப் பிடித்து இழுத்தபடியே இருந்தேன். அம்மா இருந்த இடத்ரைவிட்டு அரைசயவில்லை; அந்த மரத்தைப் பார்த்தபடியே இருந்தாள்.

அப்போதுதான் அது நடந்தது. எங்கள் வேலைக்காரப் பெட்டை இளைக்க இளைக்க ஓடி வந்தாள். 'அம்மா, வாருங்கோ, வாருங்கோ; சுறுக்கா வாருங்கோ. விதானை யாரை நாய் கடிச்சிட்டுது' என்று கூக்குரலிட்டாள்.

எங்கள் ஊரில் நாய் கடிப்பது என்பது சர்வ சாதாரணம். நுளம்புக்கடி, மூட்டைக்கடி போலத்தான் இதுவும். எனக்கு எட்டு வயது முடிவதற்கிடையில் நான் மூன்றாம்தரம் நாயிடம் கடி வாங்கியிருக்கிறேன். ஆனால் இதை எங்கள் வகுப்பில் சொல்லுவதற்கு வெட்கம். என்னோடு படிக்கும் கூட்டாளிகள் பற்பனும், கிட்ணனும் இரணை வாழைப்பழம்போல ஒட்டிக்கொண்டு திரிவார்கள். பற்பன் கறுத்து மெலிந்துபோய்

இருப்பான்; கிட்ணனோ இரண்டு ஆட்டில் ஊட்டிய குட்டி-போல தளதளவென்று இருப்பான். இந்த கிட்ணனுக்கு எட்டு தடவையும், பற்பனுக்கு பதினாலு தடவையும் நாய் கடிச்சி-ருக்கு. நாங்கள் எங்கள் விழுப்புண்களை ஆளுக்கு ஆள் காட்டி மகிழ்ந்திருக்கிறோம்.

நாய்க்கடிக்கு வைத்தியமும் அப்படித்தான். நவசியரிடம் தான் போவோம். அவர் மந்திரித்துக்கொண்டே பச்சிலைச் சாறை தலையிலே தேய்த்து நடு உச்சி மயிரையும் மூன்-றுதரம் இழுத்துவிட்டு, பச்சிலையையும் கடிவாயில் கட்டி-விடுவார், அவ்வளவுதான். என்னைப்போல ஒரு மகாசாது உலகத்தைப் பிரட்டிப் போட்டாலும் கிடைக்காது. மற்றவர் சோலிக்கு போனதில்லை. அப்படிப்பட்ட என்னை மடக்க கண்ணகி ஒரு தந்திரம் செய்தது.

வழக்கம்போல மருந்துச் சிரட்டையை எடுத்துக்கொண்டு முலைப்பால் வாங்கிவர கிளம்பினேன். அழகம்மாக்கா வீட்-டுக்குத்தான் முதலில் போனேன். அங்கே பால் தீர்ந்துவிட்-டது. உடனே வடிவக்கா வீட்டுக்குத் திரும்பினேன். அது வற்றாத ஊற்று. இருபத்து மணி நேரமும் பால் பொங்கிய படி இருக்கும். என் தலையை தூரத்தில் கண்டவுடனேயே ரவிக்கையை தளர்த்தி வாசலுக்கு வந்துவிட்டா, வடிவக்கா.

சிரட்டை நிறைய சுடு பால் தளும்ப ஏந்திக்கொண்டு மெள்ளத் திரும்பும்போது கண்ணகி கண்டுவிட்டது. ஒருவித புளகாங்கிதத்தோடு என்னைத் துரத்தத் தொடங்கியது.

கண்ணகிக்கு சிறுவர்களின் பிருட்டச் சதையில் அப்படி ஓர் ஈடுபாடு. அதுவும் எனக்காக இவ்வளவு நாளும் விரதம் காத்திருந்தது. நான் சிரட்டையை கடாசிவிட்டு ஓடிப்போய் வேலியில் பாய்ந்து ஏறுமுன் எட்டிக் கடித்துவிட்டது. நான் அழுதுகொண்டே அம்மாவிடம் ஓடிப்போனேன். அம்மா களிசானை இழுத்துப் பார்த்துவிட்டு 'ஐயோ! மூன்று பல்லு பதிஞ்சிருக்கு' என்று ஓலமிட்டாள். நான் பட்ட அவஸ்தை-யெல்லாம் அந்தக்கணம் பஞ்சாய்ப் பறந்துவிட்டது. மூன்று பல் என்றதும் பற்பனைப் பார்த்து புளுகுவதற்கு என்னிடம் ஒரு அபூர்வ விஷயம் கிடைத்ததென்பதில் என்மனம் குதி-

போட்டது.

வீரன் கிராமத்து நாய்க்குரிய சகல லட்சணங்களையும் கொண்டிருந்தது. கிடைத்ததைச் சாப்பிட்டு, தானுண்டு தன் வாசலுண்டு என்று கிடக்கும். தூங்குகிற நேரத்தில் தூங்கி விழிக்கிற நேரத்தில் விழித்து காவல் கடமைகளைச் சரிவரச் செய்யும் தன் குல ஆசாரம் தவறாமல் அவ்வப்போது தெருச் சண்டைகளில் கலந்துகொள்ளும் மற்றும்படி, ஆட்களைக் கடித்ததென்பது அதன் பயோடேட்டாவில் கிடையாது.

இப்படிப்பட்ட வீரன் விதானையாரைப் போய் கடித்து-விட்டது. இப்ப இரண்டு நாளாய் அது சுரத்தில்லாமல்தான் இருந்தது. சம்மாட்டுத் துணிபோல சுருண்டு சுருண்டுபோய் கிடந்தது. மயிலை நிறக் கண்கள் மஞ்சளாகிவிட்டன. பெரிய சிரமத்தோடு தன் பாரிய உடம்பை சுமக்க முடியாமல் சுமந்து கொண்டுதான் அது நடந்தது.

பள்ளிக்கூடத்தில் என் யோசனை முழுக்க வீரனைப் பற்-றியே இருந்தது. ரத்தினேஸ்வரி அக்காவுக்கு அது தெரி-யாது. ஒரு சதக்காக போல வட்டமான முகம். அவ என்-றால் இடைத்தொடர் குற்றியலுகரம் பற்றி இடைவிடாது உருவேற்றிக் கொண்டிருந்தார். 'என் சொல்லை ஒருபோதும் தட்டாதே! என் வாசக்கட்டி! எதற்காக விதானையாரைப் போய் கடித்தது. அதற்கு ஏதாவது நடந்துவிடுமோ?' என்று ஒரே பயமாக இருந்தது. அப்பொழுதே ஓடிப்போய் வீரனைக் கட்டிப்பிடித்து முத்தம் கொடுக்கவேண்டும்போல பட்டது.

நான் பயப்பட்டது சரிதான். நான் திரும்பி வந்தபோது எங்கள் வீட்டுப் படலையில் ஒரு சிறு கூட்டம் கூடியிருந்தது எனக்கு துணுக்கென்றது. எங்களுடைய ஐயா, நவசியர், சிவப்பிரகாசம், வல்லியர், சிவக்கொழுந்து என்று முக்கியமா-னவர்கள் எல்லாம் சேர்ந்துவிட்டார்கள். அம்மா காத்திருந்து என்னுடைய கையைப் பிடித்து திண்ணைக் குந்தில் தூக்கி-விட்டாள்.

நாய்க்கு விசர் பிடித்துவிட்டதாம். அது கடித்தால் ஆட்-கள் சாவது நிச்சயமாம். என்னைக் கிட்டப் போக வேண்டாம் என்று அச்சுறுத்தி வைத்தார்கள்.

அப்போதுதான் நான் வீரனைப் பார்த்தேன். அது வேலி-யோரத்தில் நின்றுகொண்டிருந்தது. தலை தோறுக்குக் கீழே தொங்கியது. இரைத்து, இரைத்து குலைத்தது. வால் கால்க-ளுக்கிடையில் சுருண்டுவிட்டது. நாக்கைத் தொங்கப் போட்-டபடி நிலை குத்தாமல் பார்த்தது. வீரன் போலவே இல்லை. நாலு நாளில் குருக்கடித்த வாழைபோல உருத்தெரியாமல் மாறிவிட்டது.

ஊர் முழுக்க இந்தப் புதினம் பரவிவிட்டது. அப்பொழுது பறவைக்காவடி எடுத்ததுபோல பறந்துவந்தார் பற்பனின் அப்பா. இவர் பாட்டு வாத்தியார். சங்கீத ஞானம் கொஞ்சம் முன்னே பின்னே இருந்தாலும் வீட்டுக்கு வீடு 'வரவீ-ணாவை' பிரபலப்படுத்தி வரலாறு படைத்தவர். ஆரபி ராகத்தில் அளவில்லாத பக்தி. எப்பவும் அதை வெளியே விடாமல் வாய்க்குள் வைத்து முணுமுணுத்துக்கொண்டு இருப்பார். ஏகப்பட்ட குஷ' பிறந்துவிட்டால் மட்டும் வாயால் பாடுவார். சொல்லாமல் கொள்ளாமல் மேல் ஸ்தாயிக்குப் போய் அங்கேயே நின்று அவஸ்தைப் படுவார். கீழே இறங்-கமாட்டார்.

இவ்வளவு கீர்த்தி இருந்தாலும் மிகவும் இரக்க சுபாவம் கொண்டவர். 'நாய்க்கு விசரில்லை; பாவம், ஏதோ வருத்தம்' என்று முதன்முதலாக துணிந்து நாயின் கட்சியைப் பேசிய-வர் இவர்தான்.

இப்ப கூட்டம் இரண்டாகப் பிரிந்துவிட்டது. வாதப் பிர-திவாதங்கள் சூடு பிடித்தன. நாயைக் கொன்றுவிட வேண்-டுமென்பது ஒரு கட்சி. இன்னும் கொஞ்சநாள் வைத்துப் பார்க்க வேண்டுமென்பது அடுத்த கட்சி. ஒருவரும் விட்டுக் கொடுப்பதாயில்லை. அந்தக்காலத்தில் நாங்கள் மூன்றாவது அம்பயருக்கு எங்கே போவது?

அப்பொழுதுதான் எடுப்பான குரலில் நவசியர் பேசத் தொடங்கினார். இப்படியான சங்கதிகளில் எங்கள் ஊருக்கு அவர்தான் 'வேதநூலறிந்த மேதகு முனிவர்'. திருப்பித் திருப்பி ஒத்திகை பார்த்த பட்டாளத்து வீரர் நடைபோல அவருடைய சொற்கள் ஒரு நிதானத்துடன் தாளம் தவறாமல்

வந்து விழுந்து கொண்டிருந்தன.

'இஞ்ச கேளுங்கோ! நான் சொல்லுறதை வடிவாய்க் கேளுங்கோ! நாய் தண்ணியைக் காட்டினால் குலைத்தபடியே இருக்கு; குடிக்குதில்லை. நாக்கு தொங்கிப்போயிருக்கு; தண்ணி கொட்டினபடியே கிடக்கு. நாய்க்கு விசர்தான்; ஐமிச்சமே இல்லை!' என்று அடித்துக் கூறிவிட்டார். விசாரணைக் கூட்டம் முடிவு பெற்றது. மன்னர் பேச்சுக்கு மறு பேச்சுண்டோ?

இப்படியாக எங்கள் வீட்டு நாயின் எதிர்காலத்தை நாயை ஒரு வார்த்தைகூடக் கேட்காமல் தீர்மானித்தது எனக்கு தர்மமாகப் படவில்லை.

வேலைக்காரப் பெட்டை தோன்றினாள். அவள் அப்படித்தான் சாமி வரம் தர வருவதுபோல திடுதிப்பென்று தோன்றுவாள். தன் கன்னத்தில் விரலை வைத்து தலையை சிறு அசைப்பு அசைத்து என்னைப் பார்த்தாள். 'நாயை அடிக்க செல்லத்தம்பி வரப்போறான்' என்று மொய் அறிவிப்பு செய்வது போலச் சாதாரணமாகச் சொல்லிவிட்டு மறைந்துவிட்டாள் பாதகத்தி.

கிராமங்களில் ஒவ்வொருவருக்கு ஒவ்வொரு பேர் வந்துவிடுகிறது. இது எப்படி என்ற பூர்விகம் யாருக்கு தெரியாது. மாட்டுக்குச் சரி, குதிரைக்குச் சரி லாடம் அடிப்பதென்றால் சின்னையன்தான்; தென்னை மரத்திலேறி பருவம் தாண்டாத ஆட்டுச்செவிப் பதம் இளநீர் வெட்டுவதென்றால் அதற்கு மாணிக்கன்தான். அந்தக் கலையில் அவனை மிஞ்ச ஆள் இல்லை. விசர் நாயை அடிப்பது என்றால் அது செல்லத்தம்பிதான். அவனுக்கு அப்படி ஒரு கீர்த்தி.

இவர்கள் எல்லாம் எந்தப் பயிற்சி மையத்தில் கற்றுத் தேர்ந்தார்கள். நான் அடிப்பதில் ஒருவன் கியாதி பெறுவதென்றால் எத்தனை நாயைக் கொன்றிருக்கவேண்டும்?

செல்லத்தம்பி பின்னுக்கு கைகளைக் கட்டியபடி நிலம் அதிராமல் நடந்துவந்தான். அவன் புஜத்தின் தசைகள் திரண்டு திரண்டு கிடந்தன. தோளிலே போட்ட துண்டு முதுகிலே இருந்த வாள் வெட்டுக் காயத்தை முற்றிலும் மறைக்க

முடியாமல் கிடந்தது.

வீரனை இப்ப பிடித்துக் கட்டிவிட்டார்கள். கழுத்திலே இரண்டு சுருக்கு கயிறு; ஒன்று ஒரு மரத்தில் கட்டப்பட்டிருந்தது. மற்றது ஒரு வேலிக் கதியாலில். வீரன் கால்களைப் பரப்பிக்கொண்டு நடுவிலே அசையமுடியாமல் நின்றது. ஏதோ அனர்த்தம் நடக்கப் போகிறது என்று அதன் உள்ளுணர்வுக்கு தெரிந்திருக்கவேண்டும். ஒரு சத்தம் இல்லை; முனகல் இல்லை. சுற்றியிருந்த அந்த முகங்களில் ஒரு சிநேகமான முகத்தை அது தேடியிருக்கவேண்டும். மஞ்சள் பழுத்த அந்தக் கண்கள் பரிதாபகரமாக என்னை ஒரு கணம் பார்த்து மீண்டன.

சுயம்வரத்துக்கு ஆள்விட்டு அழைத்ததுபோல கூட்டம் சேர்ந்துவிட்டது. ஊர் இளந்தாரிகள் எல்லாம் நெருக்கி அடித்தார்கள். நாய் அடி என்பது ஒவ்வொரு நாளும் பார்க்கக் கிடைக்கிற சங்கதியா? செல்லத்தம்பி மேல் துண்டை ஒரு மரக்கிளையில் மாட்டிவிட்டு வேட்டியை மடித்துக் கட்டினான். இரும்புப் பூண்போட்ட உலக்கையை யாரோ அவன் கையில் கொடுத்தார்கள். அதை ஒற்றைக் கையால் பின்னால் பிடித்தபடி வியூகத்தை உடைத்துக்கொண்டு நாய் இருந்த திக்கில் பராக்குப் பார்த்தபடி மெள்ள அடிவைத்து நடந்தான்.

எனக்கு அந்த நேரம் பச்சாத்தாப உணர்விலும் பார்க்க இந்த நாய் அடி எப்படி இருக்கும் என்ற ஆவல் ஒரு கணம் தோன்றியதை நினைத்து வெட்கமாக இருந்தது.

கிட்டவந்த செல்லத்தம்பி காலை அகட்டி வைத்து வாகாக நின்றுகொண்டு கண் இமைக்கும் நேரத்தில் உலக்கையைச் சுழற்றி நாயின் மண்டையில் ஒரு போடு போட்டான். 'ங்கா' என்ற ஈனமான கதறல் ஊ' முழுவதும் கேட்டது. நாய் சுருண்டுபோய் விழுந்தது.

நான் கொஞ்சம் கிட்டவந்து பார்த்தபோது அதன் தலையிலே ஒரு சொட்டு ரத்தம் சிந்தியிருந்தது. கபாலம் வெடித்து வெள்ளைக் களிபோல மூளை ஓடிக்கொண்டிருந்தது. கண்கள் அகலமாகத் திறந்துபோய் கிடந்தன. நாயின் பற்கள்

ஆவென்று என்னைப்பார்த்து சிரித்தன. என்னுடைய இரு-தயம் மெதுவாகக் கிளம்பி தொண்டைக் குழியை வந்து அடைத்துக் கொண்டது.

செல்லத்தம்பி நாய் அடித்த கதை அட்ட திக்குகளிலும் பரவிவிட்டது. அந்தப் பரிதாபத்தையே எல்லோரும் கதைத்-தார்கள். அவன் உலக்கையை எடுத்த விதத்தையும், விசுக்-கியதையும், ஒரேயடியில் நாயை வீழ்த்தியதையும் சொல்லிச் சொல்லி மாய்ந்துபோனார்கள்.

ஆட்கள் எல்லாம் போன பிறகு அம்மாவைப் பார்த்து ஐயா ‘என்ன செய்வம்? என்று கேட்டார். அம்மா கண்-ணைத் துடைத்தபடி,’அந்த எலுமிச்சை மரத்தடியில் தாட்டு விடுங்கோ’ என்றாள்.

நாயை அடித்துக் கொன்றுவிட்டாலும் ஊரில் விதானை யாருக்க என்ன நடக்குமோ என்ற பயம் இருந்துகொண்-டுதானிருந்தது. ஊர்ச்சனங்கள் எல்லாம் அடிக்கடி போய் ‘இன்னும் இருக்கிறாரா’ என்று நோட்டம் பார்த்து வந்தார்-கள். விசர் பிடிக்க பதினாலு நாள் ஆகும் என்று மெல்லிய குரலில் பேசிக்கொண்டார்கள். விதானையர் என்னவென்-றால் பச்சிலையைக் கட்டிக்கொண்டு பேசாமல் இருந்துவிட்-டார். வண்டி கட்டி பெரியாஸ்பத்திரிக்கு போகும்படி சிலர் வற்புறுத்தியும் அவர் தலையைப் பலமாக ஆட்டிவிட்டார்.

சனியோட சனியெட்டு, ஞாயிறு ஒன்பது என்று பதினாலு நாள் கழிந்துவிட்டது. ஒன்றுமே நடக்கவில்லை. விதானை-யார் என்றால் மழைக்கு வெடித்த மரவள்ளிபோல விளைந்-துபோய் இருந்தார். காயம் ஆறின இடம்கூடத் தெரிய-வில்லை. முன்புபோல அவர்தன் காரியங்களைக் கவனிக்க ஆரம்பித்தார்.

இப்படித்தான் நான் எனது பால்ய காலத்து அத்தியந்த நண்பனை மூடசனங்களின் அறியாமையால் இழக்கவேண்டி நேர்ந்தது. அதனுடைய ஓவென்ற அவலக்குரல் எனக்கு பல இரவுகள் தொடர்ந்து கேட்டன. அதை இழுத்துக்கொண்டு போனபோது மஞ்சள் கண்களால் அது என்னை இரந்து பார்த்தது திருப்பித் திருப்பி ஞாபகத்துக்கு வரும். இனி

என்ன? அது திரும்பவா போகிறது?

இந்த அநியாயக் கதையில் சொல்லுவதற்கு இன்னும் ஒன்று மிச்சமிருக்கிறது.

அந்த வருடம் அம்மாவின் எலுமிச்சை மரம் இலை தெரியாமல் பூத்துக் குலுங்கியது. கொத்துக் கொத்தாய்க் காய்த்தது. காலை நேரங்களில் நிலம் முழுவதும் வெளிர் மஞ்சள் பந்துகளாக எலுமிச்சம் பழங்கள் பரவிக் கிடந்தன. பேய்க் காய்ச்சல் என்று சொல்வார்களே, அப்படி. அம்மா விழுந்து விழுந்து பொறுக்கினாள். அள்ள அள்ள வந்து கொண்டே இருந்தது. ஆசைதீர ஒரு பெரியசாடி நிறைய ஊறுகாய் போட்டாள், அம்மா.

எல்லோரும் வட்டமாக இருந்து சாப்பிடும்போது அம்மா ஊறுகாயைப் பரிமாறினாள். கையில் எடுக்கும்போதே மணம் தூக்கியது. நடு நாக்கில் புளித்து உள்ளே செல்லும்போது காரமாக தொண்டையில் உரசியது. ஐயாவுக்கு, அம்மாவை லேசிலே பாராட்ட மனம் வராது. அன்னு என்னவோ ஐயா, 'ஊறுகாய் அருமையாய் விழுந்திருக்கு' என்றார். எல்லோ-ரும் சப்புக்கொட்டி அதை ரசித்து சாப்பிட்டார்கள்.

ஒருவருக்காவது வீரனுடைய ஞாபகம் வரவில்லை.

3. நால்பாதை மேகத்துக்கு எலுமிச்சை வாசம்

- கவிஜி

கனியும் நானும் எப்படி நண்பர்களானோம் என்று நினை-வில் இல்லை. ஆனால் எப்போதுமே சண்டை போட்டது கிடையாது என்பது நினைவின் தாலாட்டு. நீண்ட இடை-வெளிக்கு பிறகு இந்த சந்திப்பு நடக்கிறது. சந்திப்புகளை அழகாக்குவது நீண்ட இடைவெளிகளே. இதயத்தில் இனம் புரியாத நிலப்பரப்பு வசந்தம் கொள்வது போல.. இலையுதிர் கால இசை தூரத்தில் கசிவது போல.

திட்டமிட்ட சந்திப்புகள் ஒரு குறிப்பிட்ட வயதுக்கு பிறகு சாத்தியமாவதில்லை. சாத்தியமாதலைப் பற்றிய நினைப்பும்

வருவதில்லை. இது எங்கோ சூழ்ந்த மேகம் எங்கேயோ மழையாய் பொழிவது போல... ஒரு கல்யாணத்துக்கு வந்தேன். அருகில் வந்து அணைத்துக் கொண்டான்.

எப்பிடி இருக்க.. எங்க இருக்க.. என்ன பண்ற...

அதே பழைய கேள்விகள். ஆனாலும் அதில் ஒரு நெருக்கம் உணர்ந்தேன். பின்ன... ரொம்ப நெருங்கிய நண்பன் ஆச்சே. பிறகு ஏன் இத்தனை இடைவெளி என்றால்... வாழ்வின் பிடியில் நண்பர்கள் தூரங்களாகி போகிறார்கள். வீடு சுவர்கள் எழுப்பி கூடு கட்டி விடுகிறது.

உரிமையாக கோபித்துக் கொண்டான். சரி என்று அன்று அங்கேயே இருப்பதாக முடிவாயிற்று. முகம் முழுக்க அதே மூர்க்கத்தனமான புன்னகை.

நால்பாதை பிரியும் இடத்தில் ஒரு அய்யனார் சிலை இருக்கும். அங்குதான் நாங்கள் எப்போதும் அமர்ந்து கதை அடிப்பது... பீர் குடிப்பது... குசலம் பேசுவது... கட்டம் கட்டுவது எல்லாம். எல்லா வேலைகளிலும் அய்யனார் எங்களோடு கூட்டணியில் இருந்தார் என்றே நம்பினோம். அங்கே அழைத்து சென்றான். கியர் இல்லாத வண்டியில் கிளி போல பறந்தோம்.

இன்னும் அதே சிலை.... அப்பிடியே இருக்குடா என்றேன். வியப்பு என் விழிகளில். அண்ணார்ந்து பார்க்கையில்... "என்ன ஆளையே காணோம்" என்று அய்யனார் கேட்பது போலவே இருந்தது. புது பெயிண்ட் புது கத்தி என எல்லாம் அய்யா வேலைதான் என்று உதடு பிதுக்கி புருவம் தூக்கி கழுத்தை சாய்த்து பெருமை காட்டிக் கொண்டான் கனி. அந்தப் பெருமையில் ஒரு சிறுவனின் சித்திர அழகு இருந்தது. நிலவு இசை கூட்ட இரவு றெக்கை கட்டி அலைகிறது.

வண்டியின் வயிற்றுக்குள் இருந்து பக்கார்டி பாட்டிலை எடுத்தான். வெள்ளையன். எலுமிச்சை வாசத்தில் சும்மா பூந்து விளையாடுவானே. அவனுக்கு என் பார்வை புரிந்து விட்டது. பீர் குடிச்சதெல்லாம் ஒரு காலம். இப்போ பீரும் சுத்தமா இல்ல. நமக்கு அது பத்தறதுமில்ல. அதான்.

உனக்கு இது ஓகே தான என்றான். சடுதியில் அவன் கண்களில் சிறு மினுக்கல். உடலில் ஒரு உற்சாகம்.

நினைவுகள் என்னை எப்போதோ குடிக்க தொடங்கி விட்டன. இப்போது பக்கார்டியாக இருந்தால் என்ன... பட்டையாக இருந்தால் என்ன. எல்லாமே அந்த போதைக்கு சைட் டிஷ் தான். சிரித்தேன். மனதுக்குள் என்னவோ சிணுங்கல்.

புன்னகைத்துக் கொண்டே முதல் ரவுண்டை ஊற்றினான். சோடா கலந்தான். பக்கத்தில் சுக்கா கறி துண்டுகளை பிரித்து வைத்தான். சுடச் சுட பிரித்த இலையில் எண்ணை மினுங்க... பார்ப்பதற்கே காரம் சாரமாக இருந்தது. ஆர்வ துள்ளலில் ஒரு துண்டெடுத்து வாயில் போட்டுக் கொண்டேன். ப்ச்..... ஜிவ்வென இருந்தது சுவை. குவிந்திருந்த பொட்டலம் அப்படியே விரிவது ஒரு இறைச்சி பூ மொட்டு விடுவது போல... அப்படி ஒரு சிந்தனை அப்போது வருவதை தவிர்க்க முடியவில்லை.

ரெண்டு துண்டு கறியை எடுத்து அய்யனாருக்கு வைத்து விட்டான். அப்படியே அவரின் பக்கார்டி பங்கையும் படைத்தான். என்னைக்கு தலைய விட்டுட்டு சாப்ட்ருக்கோம் என்றபடியே சியர்ஸ் சொல்லி படபடவென குடித்தான். நான் அய்யனாரை பார்த்தேன். என்னவோ மாதிரி இருந்தது. சபைக்கு வந்துட்டா எல்லாரும் ஒன்னுதான்... அடி அடி என்று கண் சிமிட்டுவது போலவே உணர்ந்தேன். சியர்ஸை தொண்டைக்குள்ளாகவே சொல்லிக்கொண்டு மடமடவென நானும் அடித்தேன்.

என்னவோ சட்டென சூழ்ந்த அமைதி எங்களை அப்படியே ஒரு தியானத்துக்குள் இழுப்பது போல இருந்தது. தலை முகத்தில ரெம்ப நாளைக்கு அப்புறம் இப்பதான் கலை வந்திருக்கு என்றான்... வாயைத் துடைத்துக் கொண்டே. குரலில் இப்போது தெளிவு.

நான் அமர்ந்தபடியே மேல் நோக்கி பார்த்தேன். இப்போது பார்க்க பயமா இருப்பது போல ஒரு தோற்ற மயக்கம். குனிந்து கொண்டேன்.

சாமி எப்பவுமே நம்ம கூட இருக்கற ஆளுயா. அவருக்கு மனுசங்க மிருகங்கனு எந்த பாகுபாடும் இல்ல. நாமதான் கடவுள்னு பிரிச்சு சுவத்துக்குள்ள வெச்சு பூட்டி வெச்சர்றோம் என்றான்.

என்னடா ஒம்பதாம் கிளாஸ் பெயிலானவ இப்பிடிலாம் பேசறான்னு பாக்கறியா. பேச்சுக்கும் படிப்புக்கும் என்ன சம்-பந்தம் இருக்குனு கேக்கறேன்... என்றான்.

எனக்கு திக்கென இருந்தது. என்ன முத ரவுண்டுக்கே ரவுண்ட் கட்டுவான் போல. நல்லா பேசறடா என்றேன்.

அப்படியே அடுத்த ரவுண்டை போட்டோம்.

ஊரில் எங்களுக்கு பொதுவாக பழக்கமுள்ள ஆட்களைப் பற்றி பேசிக்கொண்டே வந்தோம். நான் கேட்க கேட்க கனி குஷி ஆகி விட்டான். யாரு... அந்த கோமதியா... அவ... கவுந்தப்பாடிக்காரன் கூட ஓடி போய்ட்டாடா.. இப்ப மூணு பொம்பள புள்ளைங்க.

சட்டென ஒரு மவுனம். சந்தடி சாக்கில் கோமதிக்கு அஞ்சாங்கல்லு போட்டியில் ஜெயித்து முத்தமிட்ட காட்சி வந்து விட்டு போனது. ஓடிப் போற அளவுக்கு அவளுக்கு தைரியம் இருந்துச்சா. நினைவைக் களைத்தான் கனி. நீ பார்த்த கோமதி இல்லடா அவ. அதுக்கப்புறம் வெண்மதி மாதிரி மாறிட்டா. எனக்கே லவ் லெட்டர் குடுக்க தோணுச்-சுனா பாத்துக்கயேன்.

கடந்த கால ஆச்சரியங்களில் ஆனந்தம் கொள்ளும் போது ஆகாயம் அருகில் வந்து விடுகிறது.

பந்தல் போடுவானே பிரேமு... என்று எங்கெங்கோ சுழன்ற பேச்சு பிரேமிடம் வந்து நின்றது.

மச்சா அவன் செத்துட்டான்டா... என்றான். வாய்க்கு கொண்டு சென்ற பக்கார்டி போத்தலை அனிச்சை அப்ப-டியே பின்னிழுத்தது. கை காற்றில் சில நொடி திசை அற்-றது. அதிர்ச்சியில் அவனையே பார்த்தேன்.

ஆமடா... ஒழுங்கு மரியாதையா... இங்கயே பந்தல் போட்டுட்டு இருந்திருக்கலாமா. பெரிய டுபாய்க்காரன்காரன் மாதிரி வெளிநாடு போனான். அதுவும் கட்டட வேலை.

மலர் குந்தானிய நினைச்சிட்டே நின்றுருப்பான் போல... முப்பதாவது மாடிலருந்து கீழே விழுந்து சிதறிட்டான். நாப்பது நாளுக்கப்புறம்தான் பாடியே இங்க வந்துச்சு.

அவனை இதே நால்பாதையில் வைத்து ஒரு நாள் புளியங்கொட்டையை கர்சீப்பில் கட்டி மண்டையிலேயே அடித்து வெளுத்தது நினைவில் விசிறிக் கொண்டு வந்து விழுந்தது. எனக்கு பின்னால் சுற்றும் முற்றும் திரும்பி பார்த்துக் கொண்டேன். இரவு இப்போது இன்னும் கூடுதலாக கூடியிருப்பது போல தோன்றியது.

இப்போதெல்லாம் பேய் பிசாசு நம்பிக்கை இல்லை தான். ஆனாலும் உள்ளே ஒரு தூரத்து கடக் முடக் சைக்கிள் சத்தம் எழத்தான் செய்தது.

என்னடா அமைதியாய்ட்ட.. அவன் பண்ணின வேலைக்கெல்லாம்... இப்பிடிதான் சாகனுன்டா. நக்கல் நையாண்டினு கேலி பேசியே வீணா போனவன்தான. மத்தவங்கள குறை சொல்லிட்டே திரிஞ்சான்ல.. இந்தா நம்மாளுகிட்ட எத்தனவாட்டி வேண்டிருப்போம்... அதான் வேரோட அறுத்தெரிஞ்சிட்டாப்டி. தேங்க்ஸ் தலைவரே...

கனியின் முகத்தில் இப்போது பிரேமின் சாயல். அய்யோ என்றிருந்தது.

அட.. இன்னும் உனக்கு இந்த பேய் பயம் போகலயா... அட என்ன மச்சான் நீ.. அடுத்த ரவுண்டை ஊற்றினான்.

வேற பேசுவோம் என்று அவனே பேச்சை மாற்றினான். இந்த திவாகரன நாபகம் இருக்கா. அட அவனும்... இதே வேலையதான பண்ணிட்டு திரிஞ்சான். போட்டு கொடுக்கறது.. மாதிரி மாத்தி பத்த வெச்சி விடறது... மட்டு மரியாதை இல்லாம எல்லாரையும் கிண்டல் பண்றது... அவுங்கப்பா வெள்ள வேட்டிய கட்டிட்டு மீசையை முறுக்கிட்டு ..... மாதிரி வீதிக்குள்ள நடப்பானே...

ஆ எனக்கு தெரிந்து விட்டது... அட சகுனி.... நினைவுக்குள் சகுனி திவாகரன் அந்த தவளை நடையில் தெரிந்தான். அவனுக்கு என்னாச்சு என்பது போல என் நெற்றி சுருங்கியது. காது ஏற்கனவே பக்கார்டி ஹீட்டில் சூடு

கொண்டிருந்தது. என்னார்வம் கோப்பைக்குள் மஞ்சள் நதி-யாக சுழன்றது.

அவன் மெண்டல் ஆகிட்டான். ராத்திரில ஈனுட்டே ஊர சுத்துவான். பல சமயத்துல ட்ரெஸ் அவுத்து போட்ருவான். மூஞ்சி உர்ருனு இருக்கும். ஆனா சிரிப்பு சத்தம் தொண்-டைக்குள்ளருந்து வரும். ஆளே பயங்கரமா ஆகிட்டான். கொஞ்ச நாள் கிறுக்கு ஆஸ்பத்திரில வெச்சிருந்தாங்க. இப்ப வீட்ல கட்டி போட்ருக்காங்க.

நான் அமைதியாகிவிட்டேன். நிலவில் என் பார்வை தேங்கிவிட்டது.

ஊர் பாவம் பொல்லாததுடா.... சொன்னவன் அவனும் அப்படியே அமைதியாக இருந்தான். நினைவுகளின் மத்தி-யில் நிற்கையில்... ஒரு கட்டத்தில் ஏகப்பட்ட சாலைகள் பிரியும். எந்த வழியில் போவதென்று தெரியாமல் போகும். அப்படித்தான் எங்களுக்கும் இருந்திருக்க வேண்டும்.

முடி வெட்ட காசு வாங்கிட்டு நாங்களே மாத்தி மாத்தி வெட்டிட்டு காசு மிச்சம் பண்ணி சினிமாவுக்கு போனதெல்-லாம் நினைவில் கறக் முறக்கென சத்தம் போட்டது. நண்-பன் சித்தேஷ் கடையில் உக்காந்து பேசி பேசி அவன் எப்-பிடி முடிவெட்றான்னு பார்த்து பார்த்து கத்துக்கிட்ட கலை காலைக்காட்சி பார்க்க உபயோகமானது நினைவில் திரை கட்டியது.

மௌனத்தை கலைக்க ஒரு பேச்சு... பிறகு பேச்சு தொடர ஒரு மௌனம். குடிக்க குடிக்க மனம் இலகுவாகி விடுகிறது. உடலில் ஒன்றுமில்லாத மறதி. நேரம் அற்ற காலத்துக்குள் காலாற ஒரு நடை. கண்களுக்கு அருகே இருக்கும் எல்-லாமே நம்பும்படி ஆகி விடுகிறது. பேச்சு டைரக்டர் பிரியன் மேல் போனது.

அவன் இன்னும் மெட்றாஸ்லதான் சுத்திட்டுருக்கான். ஆசை இருக்கு. ஆனா புத்தி வேணும்ல. படம் புடிச்சிட்-டுதான் கல்யாணம் பண்ணுவேன்னு சொல்லி.. பாதி கிழ-வன்...இல்ல இல்ல முழு கிழவனாவே ஆகிட்டான்.

அட... அப்பவே அவனுக்கு இருவது வயசுக்கு மேல இருக்குமா.. இப்ப முப்பது வருஷம் ஓடிருச்சு... யோசிச்சுக்கோ...

சித்தத்தில் துடைத்து வைத்த பிரியனின் முகம். நொடிக்கும் குறைவான நேரத்தில் கடந்த காலத்துக்குள் சென்று அமர்ந்து விடும் மனது பால்யத்திலேயே உருண்டு கிடக்குது.

கருப்பசாமி நோம்பிக்கு சிங்கப்பூரான் வீட்டு மாடில உக்காந்து எல்லாரும் பீர் குடிச்சானுங்க. அப்ப பின்னால நின்னு அவனுங்க குடிக்கறதை வேடிக்க பாத்துட்டுருந்தோம் நியாபகம் இருக்கா... ரெண்டு பீர்க்கு பத்து பேர் சுத்தி உக்கார்ந்து இருந்தானுங்கல.

இடையே அந்த சீனையும் சொல்ல தோன்றியது.

அந்த காட்சி அப்படியே வட்டமடித்து எங்கள் இருவரையும் உள்ளிழுத்துக் கொண்டது.

சுற்றிலும் அமர்ந்து பீர் குடித்துக்கொண்டே ..பரோட்டா... நேந்திர சிப்ஸ் என்று நொறுக்கிக் கொண்டிருந்தார்கள். நான் நீ விக்கி கொய்யாங்குடி...அப்புறம் வேற யாரு கூட இருந்தா... மூஸா இருந்தானு நினைக்கறேன். தொடைக்கு கைகளை கொடுத்து கழுத்தை உள்ளிழுத்துக் கொண்டு இரண்டு மண்டைக்கு கேப்ல குனிந்து நின்று வேடிக்கை பார்த்த அந்த காட்சிக்கு வண்ணம் தான் எதுவென்று தெரியவில்லை. ஆனால்... அந்தக் காட்சிக்கு வாசமுண்டு. இந்தப் பக்கம் நான்... எதிரே நீ.. அப்புறம் இடையிடையே இவனுங்க. குடிகாரப் பயலுங்க... பேச்சுக்கு கூட ஒரு துண்டு பரோட்டா குடுக்கல...

திக்குனு விழுந்த சத்தம் எல்லாரையும் ஸ்தம்பிக்க வைத்தது. மென்றவன் அப்படியே நிறுத்தினான். குடித்தவன் அப்படியே நிறுத்தினான். பேச்சு பாதி பேச்சில் அப்படியே நின்றது. மூச்சு மட்டும் அறைக்குள் கும்மியடித்து போல. பொடனியில் விழுந்த அடியில்... முன்னால் அமர்ந்திருந்த பிரியன்.... கூட்டத்தின் இடது பக்கத்தவனின் தோளில் சரிந்து அவனும் அவன் பக்கத்தில் உள்ளவன் மேல் சரிந்து நல்லவேளை முன்னே சரிந்து பாட்டிலை கவிழ்க்க வில்லை.

சமாளித்துக் கொண்டார்கள். வட்ட அமர்வில் சிறு சலசலப்பு. தடுமாற்றம்.

என்ன சொல்லிட்டு போனேன். என்ன பண்ணிட்டு இருக்க... என்று கனியின் சித்தி பிரியன் முதுகோரம் விழுந்து தடுமாறிய அவனை சராமரியாக அடித்து இழுத்து போனது. விஜயகாந்த் ரசிகன் என்பதால் அவரைப் போலவே பங்க் விட்டு நடுவில் நேர் எடுத்திருப்பான் கனி. வாகாக முடி சிக்க.. முழு மூச்சில் இழுத்துப் போனது.

அய்யனார் காலில் பெருமூச்சோடு சாய்ந்து அமர்ந்தான். அவன் முகத்தில் இனம் புரியாத வியர்வை துளிகள். கனியே முனியாகி விட்டான் போல தோன்றியது.

கனத்த அமைதி. எனக்கு அதற்கு மேல் என்ன சொல்வதென சட்டென்று தடை பட்டது.

ஊற்றி இருந்த அடுத்த ரவுண்டு அப்படியே எங்கள் முன் ஜோடி போட்டு நின்றிருந்தது. ததும்பல் அற்ற சோம்பல் அதன் சலனமற்ற அமைதியில். கொப்பளித்த சோடாவின் குமிழ்கள் மதுவோடு இணைந்து விட்டதாக நம்புகிறது போல.

பாலைவன பாம்பின் சீற்றமென இருந்தது திடும்மென எழுந்த அவன் பேச்சு.

அப்ப மட்டுமா அடிச்சா. எத்தன நாள் உன்கூட விளையாடிட்டு இருக்கும்போது அடிச்சிருக்கா. மும்மரமா விளையாடிட்டு இருப்பேன்... அடிச்சு இழுத்துட்டு போயி சோறு குழம்பு செய்ய வைப்பா.. தண்ணி எடுக்கணும்... முடியாதுனு சொன்னா அடிதான்... ஒரு நாள் நாம மருதுபாண்டி படம் பார்த்தோம்ல. அப்ப வீட்டுக்கு வந்ததும் உப்புல முட்டி போட்டு நிக்க வெச்சி அடி வெளுத்துட்டா. பெரிய வீதில சும்மா நின்னு உங்ககூட பேசிட்டு இருப்பேன். அங்கயே அடிச்சு துவைச்சு இழுத்துட்டு போவா. உனக்கும்தான் தெரியுமே. எங்கம்மா இவளை சின்ன வயசுல ரெம்ப கொடுமை படுத்திருக்காளாம். அதான்.. என்னை போட்டு படுத்தறான்னு மாகாளி கிழவி சொல்லிருக்கு. எல்லாம் மெண்டல் கேஸுங்க...

மீண்டும் அமைதி அவனிடம். எனக்கு நினைவிருக்கிறது. அவன் மாமா ஈபிலதான் இருந்தாரு.. சோக்கு... பல்பு கம்-பினு அப்பப்போ எடுத்துட்டு வந்து கடைல போட்டு என்னை விக்கியெல்லாம் சினிமாவுக்கு கூட்டிட்டு போவான். அன்-னைக்கு ராத்திரி அவனுக்கு பூஜை நடக்கும். காலைல கன்-னம் வீங்கி முதுகு வீங்கி காது சிவந்து வந்து நிப்பான். ஆனாலும் அது பத்தி எதுவும் பேசாம ஜாலியா பேசிட்டு-ருப்பான்.

இருவருக்குமே அந்த ஒரு சம்பவம் ஒரே நேரத்தில் நினைவில் தோன்றியது. எங்கள் கண்கள் பளபளவென பார்த்துக் கொண்டன.

ஒன்பதாவது பெயில் ஆன வருத்தத்தில் கிணத்து மேட்-டுல சோகமா உக்காந்துருந்தான். அதே வேகத்தில வந்து குடத்தாலயே நங்கு நங்குன்னு அடிக்க ஆரம்பிச்சிருச்சு. என்ன நினைச்சானோ தெரியல. பக்கத்துல இருந்த வாலிய எடுத்து முதுகுல சாத்தினான். முதல் முறையா திருப்பி அடிச்சிட்டான். அங்கங்க நின்னுட்டிருந்த போய்ட்டிருந்த ஊர்க்காரங்க எல்லாருக்குமே ஆச்சரியம். கண்ணுல கிணறு கொப்புளிச்ச மாதிரி பாத்தாங்க. யாரும் எதுவும் சொல்லல. அவன் செய்கைய அமோதிச்ச மாதிரிதான் இருந்துச்சு. கீழ தடுமாறி விழுந்த சித்தி வயித்துல நெஞ்சுலனு மிதி மிதின்னு மிதிக்க.. அப்புறம் நாங்கள் எல்லாரும் பிடிச்சு இழுத்துட்டு வந்து அமைதி படுத்தினோம்.

அதுக்கப்புறம் கனிகிட்ட யாருமே வம்பு வெச்சிக்கறது இல்ல. நான்கூட வரியா இல்லையடா என்று சத்தம் போட்டு கேட்பேன். அதுக்கப்புறம்.. வரதா இருந்தா வாப்பா.. உன் இஷ்டம் என்று சொல்ல தொடங்கி விட்டேன்.

அவுங்க சித்திக்கு செவ்வாதோஷம். வயசு வேற கூடி-ருச்சு. கொஞ்சம் பைத்தியமும் தான். அப்புறம் கடலக்காரன் அடிக்கடி வீட்டுக்கு வந்துட்டு போவான். அப்பப்போ சித்-திக்கு வலிப்பு வேற வரும்... எல்லாம் சேர்த்து கல்யாணம் தள்ளி தள்ளி போச்சு...

என் நினைப்பில் கல்லெறிந்தான். தெறித்தது பட்டு சிதறிய அவன் கண்ணீர்.

என்னாச்சு கனி.. ஏன்டா அழுவுற.. என்றேன். என் மெல்லிய போதையில் பதற்றம் தத்தளித்தது. என்னாச்சு ஏன்டா என்றேன். அமைதியான குரலில் ஸ்திரம் பாய்ச்சினேன்.

இதயத்தின் ஆழத்தில் இருந்து வெளிப்பட்டது அவன் அழுகை. தப்பு பண்ணிட்டேன்டா.. என்ன போட்டு டார்ச்சர் பண்ணதுனால... எங்க சித்திக்கு பைத்தியம்... செவ்வா தோஷம்... கடலகாரன் வீட்டுக்கு வரான். வயசு அதிகம்னு இன்னும் என்னென்னவோ சொல்லி புரளியை கிளப்பினதே நான் தான்டா.. அதுக்கு ஹெல்ப் பண்ணுனது அந்த மெண்டல் பய திவாகரன். பல்பு.. ஒயர்ரு...சோக்குனு எடுத்தெடுத்து குடுப்பேன்...

அவ்வப்போது அவனோடு ரெட்டை பன மரத்துக்கடியே நின்று இவன் பேசிக் கொண்டிருப்பது இப்போது நினைவுக்கு வந்தது.

அதுதான் ஊருக்குள்ள அப்பிடியே பரவி இப்பவர என் சித்திக்கு கல்யாணமே ஆகலடா..

பெரும் பாவத்தை செய்து விட்டதாக அவன் அழுகை குமுறியது. நெஞ்சைப் பிடித்துக் கொண்டு அழுதான்.

எனக்கு என்ன சொல்வதென்றே தெரியவில்லை. யார் மீது தவறு... ஏன் இதெல்லாம் இப்படி நடக்க வேண்டும்.. ஏன் அவுங்க சித்தி அவனை போட்டு அப்படி அடிக்கனும்... எதற்குமே என்னிடம் பதில் இல்லை. தெரிஞ்சு செய்யற இல்ல.. தெரியாம செய்யற எவ்வளோ காரியங்களுக்கு காலத்துகிட்ட பதில் சொல்ல வேண்டி இருக்குல. அவன் துக்கம் என்னையும் ஆட்கொண்டது. கழுத்தில் மேயும் துயரத்தை கண்களில் துளிகளாய் சிமிட்டினேன்.

அவன் விசும்பிக் கொண்டே இருந்தான். விசும்பல் தானாக நிற்கும் என்று காத்திருந்தேன். என் கண்கள் ஏதேட்சையாக அய்யனார் பக்கம் திரும்ப அய்யனாருக்கு வைத்திருந்த சரக்கைக் காணவில்லை. திடுக்கிட்டேன். திக்-

கென சற்று பின்வாங்கி நகர்ந்தேன். அவனைப் பார்த்தேன். அவன் விசும்பலில் இருந்து வெளியேறி மெல்ல முகத்தை மேலே தூக்கினான். என் அதிர்வு அவனையும் தொற்ற... திரும்பியிருந்த என் கண்களில் கோட்டில் அவனும் திரும்பி-னான். அவனுக்கும் அதே திக். இருவருமே ஒருவரை ஒரு-வர் ஆழமாக பார்த்தோம். அமைதி எங்களைச் சுற்றிலும். இரவு பூச்சிகள்... இன்னும் வேகமாய் கத்தின.

அவன் எழுந்து அந்த காலியான பிளாஸ்டிக் போத்தலை எடுத்து திருப்பி திருப்பி பார்த்தான். இரவின் அமைதிக்குள் இன்னதென சொல்ல இயலாத கனம். பளாரென விழுந்தது ஓர் அறை. தடுமாறி நகர்ந்து நிலைகொண்டு நிமிர்கையில்.. பக்கவாட்டு இருட்டுக்குள் இருந்து அவன் சித்தி வெளியே வந்தது.

சிலைக்கு பின்னிருந்து கையை மட்டும் விட்டு எடுத்து சரக்கை கவிழ்த்திய அதன் செய்கை அவனுக்கு புரிந்து விட்டது. எனக்கும் புரிந்திருந்தது. ஆனால் இன்னுமா அடிக்குது என்பதை எப்படி புரிந்து கொள்வது.

நேரம் என்னாச்சு... இங்க என்ன பண்ணிட்டுருக்க... என்று இன்னொரு அரை. கழுத்தில் கிடந்த துண்டை கொத்தாக பிடித்து இழுத்தது. தலையில் சொட்டை இருந்-தாலும்... சட்டென சிறு பையனாக ஆனான் கனி. சித்திக்கு கிழட்டு தட்டி இருந்தது. அது என்னை ஒரு பார்வை... அப்போது பார்க்கும்.. இனி இவன்கூட சேர்ந்த... உனக்கும் இருக்குனு... அந்தப் பார்வையை வீசியது. நிஜமாகவே பயமாக இருந்தது. ஒரு கணம் நானும் சிறுவனானேன். ஒடுங்கிக் கொண்டேன்.

சற்று நின்று திரும்பி கையை நீட்டி அய்யனாருக்கு வைத்திருந்த ரெண்டு துண்டு கறியை எடுத்து வாய்க்குள் போட்டபடி அவனை இழுத்துக் கொண்டு நகர்ந்தது. எனக்கு சிரிப்பு வந்து விட்டது. அவன் அப்போது போலவேதான். சித்தி இழுத்து போகையில் நமக்கு எந்த சமிக்ஞையும் கொடுக்க மாட்டான். இப்போதும் கொடுக்க வில்லை. எனக்கு இப்போது நன்றாகவே போதை கூடியது போல நம்-

பினேன்.

பேய் பயம் இல்லை. இரவு பயம் இல்லை. என் மீதே நான் கொண்ட எந்த பயமும் இல்லை. எதிலிருந்தோ இறங்கி விட்டது போல இருக்கிறது. எங்கிருந்தோ கிடைத்து விட்டது போலிருக்கிறது. நான் அய்யனாரின் கால் அடியில் அப்படியே சரிந்து படுத்து விட்டேன். மடியில் கிடப்பது போல மனம் நம்பியது. நிலவு பக்கத்தில் இருந்தது. மனதுக்குள் ஒரு நிம்மதி. மனதின் மூலையில் சத்தமில்லாமல் தவழ்ந்து கொண்டிருந்த தவிப்பு இப்போது அமைதியாக மூச்சு விட்டது.

நல்லவேளை... நான் கனியிடம் மல்லிகாவைப் பற்றி கேட்கவும் இல்லை. அவன் சொல்லவுமில்லை...

4. நிறம் காண திணறும் மூளை

நீல வானம், பச்சைக் கிளி, எலுமிச்சை மஞ்சள் என்று நாம் பொருள்களை அதனதன் நிறத்தோடுதான் நினைவில் வைத்திருக்கிறோம். இவற்றை மாற்றினால் குழப்பம் ஏற்படும். பறந்து வரும் கால்பந்தைப் பார்க்கும்போது நமக்கு பந்தின் வடிவம், நிறம் மற்றும் அதன் திசை, வேகம் ஆகியவைகளும் சேர்ந்துதான் கவனிக்கிறோம்.

மூளையில் நிறத்தை அறிவதற்குத் தனியாக ஒரு இடமும் அதன் வடிவம் முதலானவற்றை அறிவதற்குத் தனித்தனியாக வேறு இடங்களும் உள்ளன. இருப்பினும் நாம் அவற்றைத் தனித்தனியாக உணராமல் ஒன்றாகத்தான் அறிகிறோம். மூளையின் பகுதிகளை ஒருங்கிணைத்து வழங்கும் பகுதி ஒன்று இருப்பதால் இது சாத்தியமாகிறது. ஒவ்வொரு பொருளுக்கும் அதற்குரித்தான நிறம் வடிவம் முதலியன வெவ்வேறு இடங்களில் நினைவுகளாக சேமிக்கப்படுகின்றன. மீண்டும் நினைவு கூறும்போது அவற்றை ஒன்று திரட்டித்தான் நாம் பார்க்கிறோம்.

சிக்காகோ பல்கலைக்கழக நரம்பியல் வல்லுநர்கள் ஒரு காரியம் செய்தார்கள். ஒரு கண் மேல் கீழாக உள்ள

சிவப்பு கோடுகளைப் பார்க்கவும், இன்னொரு கண் வழியாக பச்சை நிற குறுக்குக் கோடுகளைப் பார்க்கும்படியாகவும் செய்து, ஒரு கண்ணில் கோடுகளை கவனிக்காதபடி செய்த-போது பார்ப்பவருக்கு ஒரு திசை கோடுகள்தான் தெரிந்தன. ஆனால் இரண்டு நிறங்கள் போட்டி போட்டுக்கொண்டு அந்தக் கோடுகளுக்கு கலர் கொடுத்தன. மூளை நிறங்களை பொருள்களுக்கு எப்படி தீர்மானிக்கின்றன என்பதை அறி-வதற்காக இந்த ஆய்வுகளை மேற்கொண்டனர். வடிவமில்-லாமல் வெறும் கலரை மட்டும் மூளை சேமித்து வைக்கத் திணறுகிறது என்று அவர்கள் கண்டுபிடித்தனர்.

5. வெயில் காலத்தில் சரும பாதுகாப்பு

அக்னி வெயில் உங்கள் எண்ணெய் பசையை மேலும் அதி-கரிக்கச் செய்து உங்கள் முக அழகை கெடுக்கிறதா? எண்-ணெய் பசை நீங்கி அழகாக காட்சியளிக்க இதோ சில வழி-முறைகள். எண்ணெய் பசை நீங்க:

வெள்ளரிக்காயை, தினமும் காலையில் முகத்தில் தேய்த்து வர முகத்தில் அதிகமாக எண்ணெய் வழிவதை தவிர்க்கலாம். வெள்ளரிச்சாற்றுடன், பால் பவுடர் கலந்து தடவினாலும், எண்ணெய் வழியாமல் முகம் பிரகாசமாக காணப்படும்.

தக்காளி பழச்சாறை முகத்தில் தடவி காய்ந்த பின், கழு-வினால் எண்ணெய் வழிவது கட்டுப்படும். தக்காளியுடன், வெள்ளரிப்பழம் அல்லது ஓட்ஸ் சேர்த்து அரைத்து முகத்தில் பூசி 20 நிமிடங்கள் கழித்தும் கழுவலாம்.

பால் மற்றும் முட்டையின் வெள்ளைக்கருவுடன், காரட் துருவலை கலந்து முகத்தில் தடவினால், அதிகமாக எண்-ணெய் வழிவது குறையும். எண்ணெய் பசை சருமத்தினர், அடிக்கடி முகம் கழுவ வேண்டும். முகத்தை அலம்ப சோப்-பிற்கு பதில் கடலைமாவை பயன்படுத்தலாம். இதனால், எண்ணெய் வழிவது குறைவதோடு, முகமும் பளபளப்பாக காட்சியளிக்கும்.

எண்ணெய் பசை சருமம் உள்ளவர்கள் மோரை முகத்தில் தடவி சிறிது நேரம் கழித்து கழுவினால், எண்ணெய் வழிவது குறையும்.

வெள்ளரிக்காய் சாறு, எலுமிச்சம் பழச்சாறு, சந்தன தூள், பாதாம் பவுடர், தயிர், உருளைக்கிழங்கு சாறு ஆகியவற்றை சம அளவில் எடுத்து அவற்றை முகத்தில் தடவி சிறிது நேரம் கழித்து கழுவ வேண்டும். இவ்வாறு நாட்கள் வீதம் செய்து வந்தால், எண்ணெய் வழிவது குறையும்.

சோளமாவுடன், தயிர் மற்றும் எலுமிச்சை சாறு கலந்து முகத்தில் பூசி சிறிது நேரம் கழித்து கழுவினால், முகத்தின் எண்ணெய்ப் பசை நீங்கும்.

எண்ணெய்ப் பசை சருமத்தினர், வெயிலில் சென்றுவிட்டு வீட்டிற்கு வந்ததும், சிறிது தயிர், கடலைமாவு மற்றும் எலுமிச்சை சாறு கலந்து முகத்தில் பூசி சிறிது நேரம் கழித்து கழுவினால் அதிகப்படியாக எண்ணெய் வழிவது குறைந்து முகம் பளபளக்கும்.

எலுமிச்சை சாறு, முட்டையின் வெள்ளைக்கரு, திராட்சை சாறு ஆகியவற்றை சம அளவு எடுத்துக் கொண்டு அவற்றை நன்றாக கலக்கி, முகத்தில் பூச வேண்டும். சிறிது நேரம் கழித்து முகத்தை தண்ணீரால் கழுவ வேண்டும்.

பப்பாளி கூழ், முல்தானி மட்டி, வேப்பிலை பொடி ஆகியவற்றை நன்றாக பசை போல் குழைத்து முகத்தில் பூசி சிறிது நேரம் கழித்து வெதுவெதுப்பான தண்ணீரில் கழுவ வேண்டும். இவ்வாறு வாரம் இரண்டு முறை செய்தால், முகத்தில் வழியும் அதிகப்படியான எண்ணெய் தன்மை குறையும்.

வெயில் காலத்தில் புரோட்டீன் சத்து குறைவான உணவுகளை சாப்பிடுவது அனைவருக்கும் மிக நல்லது. ஏனென்றால் புரோட்டீன் இறுதியில் யூரியாவாக மாறிவிடும் என்பதால் அதை தவிர்க்கவும். எரிச்சல் போன்ற தொல்லைகளில் இருந்து விடுபட நீர்ச்சத்து அதிகம் கொண்ட வாழைத் தண்டு, கீரை போன்றவற்றை உண்ணுவது உடம்புக்கு நல்-

லது. எக்காரணம் கொண்டும் சிறுநீரை அடக்க வேண்டாம்.

6. மின்சாரம் ஷாக் அடிக்காமல் இருக்க...

இந்திய வீடுகளில் 30 சதவீத எரிபொருள் செலவு, மின் விளக்குகளால் மட்டும் ஏற்படுகிறது என்று ஆராய்ச்சிகள் கூறுகின்றன. இதனால் தேவையில்லாத நேரத்தில் விளக்குகள், மின் சாதனங்களை அணைத்துவிடுவது உத்தமம். அலுவலகத்திலும் வீட்டிலும் தேவையில்லாமல் இயங்கும் மின்சாதனங்களை நிறுத்திவிடுங்கள். எதையும் ஸ்டாண்ட் பை நிலையில் வைக்காதீர்கள். முழுமையாக நிறுத்திவிடுங்கள். இதனால்தான் அதிக மின்சார விரயம் ஏற்படுகிறது. அத்துடன் விளக்குகளை குறிப்பிட்ட காலத்துக்கு ஒரு முறை சுத்தம் செய்தால் அதிக வெளிச்சமும், மின்சாதனங்களை முறைப்படி பராமரித்தால் அதிக பயனும் கிடைக்கும்.

தற்போது மின்சாரத்தை மிகக் குறைவாகப் பயன்படுத்தும் சி.எப்.எல். குறுங்குழல் விளக்குகள் வந்துவிட்டன. எடுத்துக்காட்டாக 75 வாட் திறன் கொண்ட சாதாரண விளக்கு 100 மணி நேரம் எரிய 7.5 யூனிட் மின்சாரத்தை பயன்படுத்துகிறது. ஆனால் அதேநேரம் 15 வாட் சி.எப்.எல் விளக்கு அதே அளவு வெளிச்சத்தைக் கொடுத்தாலும் 1.5 யூனிட் மின்சாரத்தையே செலவழிக்கும். இதன் காரணமாக மின்சார செலவு குறையும்.

மேலும் நமது வீட்டை சூரியஒளி பரவும் வகையில் வடிவமைப்பதும், முடிந்த வரை இயற்கை வெளிச்சத்தை பயன்படுத்துவதும் அவசியம். இது மின்சார செலவை குறைப்பது மட்டுமின்றி கண் பார்வைத்திறனையும் பாதுகாக்கும். அதேபோல காற்று வீசும் திசையைப் பார்த்து ஜன்னல்களை அமைத்தாலே வீடு குளிர்ச்சியாக இருக்கும். காற்று வரும் திசையில் பெரிய ஜன்னல்கள், காற்று வெளியேறும் பகுதியில் சிறிய ஜன்னல்களை பொருத்த வேண்டும்.

மின்சாதனங்களை வாங்கும்போது, பி.இ.இ நட்சத்திர குறியீட்டைப் பார்த்து வாங்க வேண்டும். அதிக நட்சத்திரம்

கொண்ட மின் சாதனங்கள் அதிக மின்சாரத்தை சேமிக்கும் தன்மை கொண்டவை.

எதிர்காலத்தில் நாம் எதிர்கொள்ள உள்ள மிகப்பெரிய பிரச்சினை நாம் தேவையில்லை என்று ஒதுக்கும் மின்சா-தனக் கழிவுகளே. எத்தனை கணினிகள், அவை சார்ந்த உபரி பொருள்கள் சில வருடங்களிலேயே வீணாக உள்ளன என்று பார்த்தால் அது உங்களை ஆச்சரியப்படுத்தும். எனவே, எந்த ஒரு மின்சாதனத்தை வாங்குவதற்கு முன்பும் அது தேவையா, அவசியமா என்று யோசித்து வாங்குங்கள்.

அதேநேரம் நமக்குத் தேவையற்ற மின் ஸ்சாதனங்கள் இயங்கும் நிலையில் அரசு பள்ளிகள், தொண்டு நிறுவனங்-களுக்கு இலவசமாகக் கொடுத்து விடலாம். முடிந்த வரை எல்லாவற்றையும் பயன்படுத்துவது மட்டுமே சூழலை காக்க கைகொடுக்கும்.

7. பிரிட்ஜ் பராமரிப்பு - சில யோசனைகள்

1. பிரிட்ஜை சமையலறையில் வைக்கக் கூடாது. புகை பட்டு நிறம் போய்விடும்.

2. பிரிட்ஜை அடிக்கடி திறக்கக் கூடாது, திறந்தால் உடனே மூடிவிட வேண்டும். இது மின்சாரத்தை மிச்சப்படுத்த உதவும்.

3. பின்பக்கம் உள்ள கம்பி வலைகள் சுவரை ஒட்டி இருக்கக் கூடாது. அந்த வலையில் தண்ணீர் படக் கூடாது. பின்புறம் படியும் ஒட்டடையை மெதுவாக தென்னந்துடைப்-பம் மூலம் அகற்ற வேண்டும்.

4. பிரிட்ஜை துடைக்கும்போது ஈரத்துணி அல்லது போர்ம் போன்றவற்றைக் கொண்டு துடைக்கக் கூடாது. உலர்ந்த துணி கொண்டு துடைக்க வேண்டும்.

5. வெளியூர் செல்லும்போது பிரிட்ஜைக் காயவைத்துச் செல்ல வேண்டும். மாதமிருமுறை பிரிட்ஜுக்கு விடுமுறை கொடுக்கவும்.

6. பிரீசரில் உள்ள ஐஸ் தட்டுகள் எடுக்க வரவில்லை எனில் கத்தியைக் கொண்டு குத்தக் கூடாது. அதற்குப் பதில் ஒரு பழைய காஸ்கட்டைப் போட்டு அதன்மேல் வைத்தாலோ அல்லது சிறிது கல் உப்பைத் தூவி வைத்து அதன் மேல் ஐஸ் தட்டுக்களை வைத்தாலோ சுலபமாக எடுக்க வரும்.

7. பிரிட்ஜ்ஜிலிருந்து வித்தியாசமாக ஓசை வந்தால் உடனடியாக ஒரு மெக்கானிக்கை அழைத்து சரி பார்க்க வேண்டும்.

8. அதிகப்படியான பொருட்களை அடைத்து வைக்கக் கூடாது. ஒவ்வொரு பொருளுக்கும் காற்று செல்வதற்கு ஏற்ப சிறிது இடைவேளி விட்டு வைக்க வேண்டும்.

9. பிரிட்ஜுக்குக் கண்டிப்பாக நில இணைப்புகள் (Earth) கொடுக்க வேண்டும்.

10. பிரிட்ஜை காற்றோட்டம் உள்ள அறையில் மட்டுமே வைக்க வேண்டும். பிரிட்ஜின் உள்ளே குறைந்தப் பொருள்களை வைத்தால் மின்சாரம் குறைவு என்பது தவறான கருத்தாகும்.

11. பிரிட்ஜின் உட்பகுதியை சுத்தம் செய்யும் போது கண்டிப்பாக சோப்புகளை உபயோகப்படுத்தக் கூடாது. இது உட்சுவர்களை உடைக்கும். மாறாக சோடா உப்பு கலந்த வெந்நீரை உபயோகிக்கலாம்.

12. உணவுப் பொருட்களைச் சூட்டோடு வைக்காமல் குளிர வைத்த பின்தான் வைக்க வேண்டும். வாழைப்பழத்தை எக்காரணத்தை கொண்டும் பிரிட்ஜில் வைக்கக் கூடாது.

13. பச்சைக் காய்கறிகளை பாலிதீன் கவர்களில் போட்டு வைக்கவும். பிரிட்ஜில் வைக்கும் பாட்டில்களை அடிக்கடி சுத்தம் செய்து வெய்யிலில் காய வைத்து உபயோகிக்க வேண்டும்.

14. பச்சை மிளகாய் வைக்கும்போது அதன் காம்பை எடுத்து விட்டுத் தான் வைக்க வேண்டும். பிரிட்ஜில் வைக்கும் உணவுப் பொருட்களை மூடி வைக்க வேண்டும்.

15. பிரிட்ஜிலிருந்து துர்நாற்றம் வீசாமல் இருக்க அதனுள் எப்போதும் சிறிது புதினா இலையையோ, அடுப்புக்கரி ஒன்றையோ அல்லது சாறு பிழிந்த எலுமிச்சம் பழ மூடிகளையோ வைக்கலாம்.

16. கொத்தமல்லிக் கீரை, கறிவேப்பிலை இவைகளை ஒரு டப்பாவில் போட்டு மூடி வைத்தால் ஒரு வாரத்திற்கு பசுமை மாறாமல் இருக்கும்.

17. பிரிட்ஜின் காய்கறி ட்ரேயின் மீது ஒரு கெட்டித் துணி விரித்து பச்சைக் காய்கறிகளைப் பாதுகாத்தால் வெகு நாள் அழுகிப் போகாமல் இருக்கும்.

18. சப்பாத்தி மாவின் மேல் சிறிது எண்ணெயைத் தடவி பின் ஒரு டப்பாவில் போட்டு பிரிட்ஜில் வைத்தால் நான்கு நாட்கள் பிரஷாக இருக்கும்.

19. பொரித்த பப்படம், சிப்ஸ், பிஸ்கட் போன்றவை அதிக நாட்கள் முறுமுறுப்பாக இருக்க வேண்டுமானால் அவற்றை ஒரு பாலிதீன் கவரில் போட்டு பிரிஜ்ஜில் வைக்க வேண்டும்.

20. அதிக ஸ்டார்கள் உள்ள பிரிட்ஜை வாங்கினால், மின்சாரத்தை அதிக அளவு மிச்சப்படுத்தும்.

8. குழந்தைகள் முன்னிலையில் செய்யக் கூடாத சில...

குழந்தைகளை நல்ல விதமாய் வளர்ப்பது பெற்றோர் கையில் தான் உள்ளது. குழந்தைகள் முன்னிலையில் செய்யக்கூடாத, சொல்லக்கூடாத சிலவற்றைத் தவிர்த்தால், அவர்கள் நல்ல பிள்ளைகளாக வளர்வது நிச்சயம். குழந்தைகள் முன்னிலையில் செய்யக் கூடாதது என்னென்ன?

கணவன்-மனைவி சண்டை சச்சரவு குழந்தைகளுக்குத் தெரியக் கூடாது. அவர்கள் முன்னிலையில், சண்டையிட்டுக் கொள்வதை கண்டிப்பாக தவிர்க்க வேண்டும்.

குழந்தைகள் முன்னிலையில், பிறரைப் பற்றி தேவையில்லாமல் விமர்சிக்காதீர்கள். உதாரணமாக, "உங்கள் பிரண்ட்

மகா கஞ்சனாக இருக்கிறாரே' என்று நீங்கள் உங்கள் கணவரிடம் கேட்டதை நினைவில் வைத்துக் கொண்ட குழந்தை, அவர் வரும் போது, 'அம்மா கஞ்சன் மாமா வந்து இருக்கிறார்' என்று சொல்ல நேரிடலாம்.

தீய சொற்களைப் பேசுவதைத் தவிருங்கள். அதிலும் குழந்தைகள் முன்னிலையில் பேசுவதை அறவே தவிருங்கள். நீங்கள் பேசுவதை கவனித்துத்தான் உங்கள் குழந்தை பேசுகிறது என்பதை நினைவில் கொள்ளுங்கள்.

சிறு குழந்தைகளை மிரட்டும்போது, "கொன்னுடுவேன், தலையை திருகிடுவேன், கையை உடைப்பேன்' போன்ற வார்த்தைகளை உபயோகிக்காதீர்கள்.

சில தாய்மார்கள் சில விஷயங்களை தங்கள் கணவரிடம் இருந்து மறைக்க விரும்புவர். எனவே, குழந்தைகளிடம், 'அப்பாகிட்டே சொல்லிடாதே' என்று கூறுவர். அப்படி நீங்கள் சொன்னால், உங்கள் குழந்தை தன்னை பெரிய ஆளாக நினைத்துக் கொண்டு, உங்கள் கணவர் முன்னிலையிலேயே 'அப்பாக்கிட்ட சொல்லிடுவேன்' என்று மிரட்டும்.

குழந்தைகளிடம் அவர்கள் டீச்சரைப் பற்றி கமென்ட் அடிக்கக் கூடாது. 'உங்க டீச்சருக்கு வேற வேலை இல்லை; உங்க டீச்சருக்கே ஒண்ணும் தெரியலே' போன்ற வார்த்தைகளை அவர்களிடம் கூறக் கூடாது. அப்படி கூறினால், குழந்தைகள் அவர்கள் ஆசிரியர் மீது வைத்திருக்கும் மதிப்பு குறைந்து, அவர்களது படிப்பை பாதிக்க வழிவகுக்கும்.

குழந்தைக்கு எதற்கெடுத்தாலும் காசு கொடுத்துப் பழக்கக் கூடாது. அதிலும் கமிஷன் கொடுத்து பழக்கப்படுத்துவது கூடவே கூடாது. 'கடைக்குப் போய் ஷாம்பூ வாங்கிட்டு வந்தால், உனக்கு சாக்லேட் வாங்க காசு தருவேன்' என்பதுபோல பேசுவதைத் தவிருங்கள். இல்லாவிட்டால், நாளடைவில் ஒவ்வொன்றிற்கும் காசை எதிர்பார்க்க ஆரம்பித்து விடுவார்கள்.

குழந்தைகள் முன்னிலையில் தரமான படங்களையே பார்க்க வேண்டும். நீங்கள் வாங்கும் புத்தகங்களும் தரமாக

இருக்கிறதா என்று பார்த்து வாங்கவும்.

உங்கள் குழந்தையுடன் அடுத்த வீட்டுக் குழந்தையை ஒப்பிட்டுப் பேசாதீர்கள். அப்படி பேசினால், குழந்தையின் மனதில் தாழ்வு மனப்பான்மை வளரும்.

படிப்பு விஷயத்தில் குழந்தைகளைக் கண்டிக்கும்போது, 'பாசிடிவ் அப்ரோச்' இருக்க வேண்டும். 'நீ நன்றாக படித்தால் டாக்டராவாய்; நன்றாக விளையாடு பெரிய ஸ்போர்ட்ஸ்மேன் ஆகலாம்' என்று கூறி, ஊக்கப்படுத்த வேண்டும். 'நீ படிக்கிற படிப்புக்கு பியூன் வேலை கூட கிடைக்காது. இந்த மார்க் வாங்கினா மாடுதான் மேய்க்கலாம்' என்றெல்லாம் பேசி, பிஞ்சு மனதை வேதனை அடைய செய்யக் கூடாது.

குழந்தை முன்னிலையில் உங்கள் கணவர், வீட்டில் இருக்கும் பிற நபர்கள் சிகரெட் பிடிப்பது, மது அருந்துவது, புகையிலை போன்ற செயல்களை மேற்கொள்ள ஒரு போதும் அனுமதிக்காதீர்கள்.

9. தொலைக்காட்சியை பராமரிக்கும் முறைகள்

தொலைக்காட்சிக்கு வோல்டெஜ் ஸ்டெபிலைசர் மிக அவசியம்.

தொலைக்காட்சியை நிறுத்தும்போது முதலில் தொலைக்காட்சியில் உள்ள சுவிட்சை அணைத்து விட்டுப் பிறகு மின் இணைப்பைத் துண்டிக்கும் சுவிட்சை அணைக்க வேண்டும். தொலைக்காட்சியை இயக்க விரும்பும்போது முதலில் மின் சப்ளை சுவிட்சைப் போட்டு விட்டுப் பிறகு தொலைக்காட்சி சுவிட்சைப் போட வேண்டும்.

அதிக வெளிச்சம் உள்ள இடத்திலும் வெளிச்சம் மிகவும் குறைவாக உள்ள இடத்திலும் தொலைக்காட்சி பார்க்கக் கூடாது. அறையிலுள்ள விளக்கு 40 முதல் 60 வாட் பல்புகளுக்கு மேற்பட்டதாக இருக்கக் கூடாது.

சுவற்றை ஒட்டினாற் போல் தொலைக்காட்சியை வைக்கக் கூடாது. அரை அடி இடைவெளியாவது அவசியம். அப்போது தான் செட்டுக்குள் காற்றோட்டம் இருக்கும். அழகான காபினட்களில் சிலர் தொலைக்காட்சியை வைத்திருப்பார்கள். அதன் பின்புறம் திறந்தபடி இருக்கிறதா என்பதை கவனிக்க வேண்டும்.

தண்ணீர் டம்பளர் போன்றவற்றை தொலைக்காட்சி மேல் வைக்கக் கூடாது. ஷார்ட் சர்க்யூட் ஆகிவிடும்.

ரேடியோ, டேப்ரிகார்டரை கலர் டி,வி மீது வைக்கக் கூடாது. ஸ்பீக்கரின் காந்தம் தொலைக்காட்சியில் கலர்ப்புள்ளிகள் தோன்றச் செய்யும்.

ஆன் செய்த நிலையில் தொலைக்காட்சியை நகர்த்தக் கூடாது.

தொலைக்காட்சி மேல் நட், ஸ்குரூ போன்றவற்றை வைக்கக் கூடாது. அவை தவறிப் பின் துளைகள் வழியாக உள்ளே விழுந்தால் தொலைக்காட்சி பழுதடையும்.

ரிமோட் கன்ரோல் வைத்திருப்போர் அதையே பயன்படுத்தவும்.

புயல், மின்னல் ஏற்படும்போது தொலைக்காட்சி ஒயரின் இணைப்பை துண்டித்து விட வேண்டும்.

மின்சாரம் தடைபடும்போது உடனடியாக தொலைக்காட்சியை அணைத்து விட வேண்டும்.

தொலைக்காட்சியை துணி அல்லது அதற்குரிய கவரால் மூடும்போது தொலைக்காட்சியின் பின்பகுதி திறந்தபடி இருக்குமாறு பார்த்துக் கொள்ள வேண்டும்.

குழந்தைகளின் கைகளுக்கு எட்டாத உயரத்தில் தொலைக்காட்சியை வைக்க வேண்டும்.

எப்போதும் தொலைக்காட்சி பார்க்கும்போதும் 10 அடிகள் விலகி அமர்ந்து பார்ப்பது கண்களுக்குப் பாதுகாப்பானது.

தொலைக்காட்சியை ஜன்னல் அருகில் வைப்பதை தவிர்ப்பதன் மூலம் மழை, இடி, மின்னல் ஆகியவற்றிலிருந்து தொலைக்காட்சியை காக்கலாம். தொலைக்காட்சியின் பிரதானப் பகுதியே பிக்சர் டியூப் தான். முறையாக பராம-

ரிக்கும் பட்சத்தில் பிக்சர் டியூப் நீண்ட காலத்திற்கு நீடித்து உழைக்கும். தொலைக்காட்சியும் அடிக்கடி பழுதாகாது.

10. மிக்ஸி பராமரிப்பு

1. லோவோல்டேஜ் ஆக இருந்தால் மிக்ஸியை உபயோகிக்-கக் கூடாது. மோட்டார் கெட்டு விடும்.

2. ஜாரில் 3ல் 2 பங்கு தான் நிரப்ப வேண்டும். அதிகம் போட்டால் விரைவாக பழுது ஏற்படும்.

3. அரிசி மாவு கெட்டியாகத் தேவைப்படும் போது அரி-சியைக் கெட்டியாக அரைப்பதாலும் மிக்ஸி கெட்டுவிடும்.

4. ஜாரில் போட்டு அரைத்ததும் உடன் அதில் தண்ணீர் ஊற்றி ஸ்லோஸ்பீடில் வைத்து அலம்பித் தனியாக எடுத்து வைக்க வேண்டும். பாத்திரம் கழுவும் போது பாத்திரத்தோடு கழுவலாம் எனப் பாத்திரத்தோடு சேர்த்துப் போடக் கூடாது.

5. மிக்ஸி பிளேடுகளை சாணை வைக்ககவே கூடாது. மிக்ஸி பிளேடுகள் மோட்டாரின் வேகத்தைப் பொறுத்தே நைசாக அரைக்கும்.

6. மிக்ஸின் பிளேடுகள் மழுங்கி விட்டால் கல் உப்பை ஒரு கை எடுத்து மிக்ஸியில் போட்டு ஓரிரு நிமிடங்கள் ஓட்டவும். பிளேடுகல் கூர்மையாகிவிடும்.

7. ஜார்களில் அடிப்பகுதி ரிப்பேர் ஆகி அடிப்பகுதியில் தண்ணீர் கசிவு இருந்தால் உடன் ஜாரை சரி பார்க்க வேண்டும். இல்லையென்றால் தண்ணீர் மோட்டாரில் இறங்கி மிக்ஸியில் பழுது ஏற்பட்டுவிடும்.

8. சூடான பொருள்களை மிக்ஸியில் அரைக்கக் கூடாது.

9. மிக்ஸியில் அரைக்கும் போது சூடு உண்டாகிறதா என்பதைக் கவனித்து இடைவெளி விட்டு அரைக்க வேண்-டும்.

10. மிக்ஸி ஓடும் போது மூடியைக் கையினால் அழுத்திக் கொள்ள வேண்டும்.

11. அரைக்கும் போது பிளேடுகள் லூசாகி உள்ளதா என்பதைக் கவனித்து டைட்டு செய்து கொள்ள வேண்டும்.

12. மிக்ஸியில் ஜாரின் அடிப்பாகத்தில் ரப்பரால் ஆன இணைக்கும் பகுதி அதற்கென்று மிக்ஸியில் அமைக்கப்பட்டுள்ள பள்ளமான பாகத்துடன் சரியாகப் பொருத்தப்பட வேண்டும் இல்லையெனில் மிக்ஸி பழுதாகிவிடும்.

13. அரைக்கும் பொருள்களுடன் பிளேடு சுலபமாக சுற்றக்கூடிய அளவு தண்ணீர் விட்டு அரைக்க வேண்டும். இல்லையெனில் பிளேடு உடையவோ, மோட்டார் எரியவோ நேரலாம்.

14. மிக்ஸி ஓடும் போது திறந்து பார்க்கக் கூடாது.

15. இட்லிக்கு மிக்ஸியில் புழுங்கல் அரிசி அரைக்கும் போது இரவே ஊற வைத்துவிட்டால் மிக சிக்கிரமாக அரைத்து விடலாம். மிக்ஸி சூடாவதையும் தடுக்கலாம்.

11. குக்கர் பராமரிப்பு

1. கரின் கொள்ளளவில் 3ல் 2 பங்கு அதாவது குக்கரின் முக்கால் பகுதிக்கு மட்டும் அரிசி மற்றும் காய்கறி வகைகளைச் சமைக்க வேண்டும்.

2. குக்கரில் உள் தட்டு வைத்து பாத்திரம் வைத்து சமைத்ததினால் அடியில் உப்புக் கறை போல் ஏற்பட்டு விடக் கூடும். அதைத் தவிர்க்கப் புளித் துண்டு அல்லது பிழிந்த எலுமிச்சம் பழத் தோல் போட்டு பாத்திரம் வைத்து சமைத்தால் கறை ஏற்படாது.

3. குக்கரில் வேக வைக்க வேண்டிய பொருட்களை அடுப்பில் வைத்தவுடன் குக்கர் குண்டை போடக் கூடாது. சிறிது நேரம் கழித்து குக்கர் மூடியில் உள்ள வெண்ட் பைப் வழியாக நீராவி வருவதைப் பார்த்த பிறகே குண்டு போட வேண்டும். நீராவி வரவில்லையென்றால் அடுப்பைச் சிறிய அளவில் வைத்து விட்டு குக்கர் மூடியில் உள்ள வெண்ட் பைப்பில் பொருள்கள் அடைத்து இருந்தால் சுத்தம் செய்துவிட்டு குண்டு போட வேண்டும்.

4. குக்கரில் கைப்பிடி உடைந்து விட்டால் உடனடியாகப் புதியது மாற்றி விட வேண்டும். ஏனென்றால் குக்கரில் பொருள்களை வைத்து மூடுவதற்கும் திறப்பதற்கும் கஷ்டமாக குக்இருக்கும். அதோடு அழுத்தத்தில் இருக்கும் நீராவி நம் உடம்பின் மீது படுவதற்கும் வழியாக இருக்கும்.

5. பிரஷர் குக்கரில் உள்ள 'காஸ்கெட்'டை சமையல் முடிந்ததும் தொட்டி நீரில் போட்டுவிட்டு எப்போது தேவையோ அப்போது எடுத்து உபயோகித்தால் நீண்ட நாள் உழைக்கும்.

6. புதிய காஸ்கெட் வாங்கிய உடன் பழைய காஸ்கெட்டை எறிந்து விட வேண்டும். இல்லையென்றால் மாற்றி பயன்படுத்த வாய்ப்புள்ளது.

7. குக்கரின் கைப்பிடியில் இருக்கும் ஆணிக்கு மாதம் ஒரு முறை எண்ணெய் விட வேண்டும். அப்போது தான் துருப் பிடிக்காமல் இருக்கும்.

8. குக்கரின் வெயிட்டை ஒவ்வொரு முறையும் பயன்படுத்தும் போதும் தூசி, அடைப்புகள் முதலியன இல்லாமல் இருக்கிறதா என் பார்த்த பிறகே பயன்படுத்த வேண்டும்.

9. குக்கர் மூடியில் பொங்கி வருவது ஒன்றும் குறையல்ல. பருப்பு வேக வைத்தால் உடன் பொங்கி வென்ட்பைப் வழியாகத் தண்ணீர் வெளிவரும். பருப்பு வேக வைக்கும் போது ஒரு கரண்டி நல்லெண்ணெய் ஊற்றினால் பொங்காது.

10. குக்கரில் காய்கறி வேகும் போது அது மூழ்கும் அளவுக்கு தண்ணீர் ஊற்ற வேண்டும்.

11. குக்கரின் உள்பாகத்தில் கறை படிந்து கறுப்பாகக் காணப்பட்டால் கவலைப்படத் தேவையில்லை. புளித்த மோரைக் கறையுள்ள அளவு ஊற்றி 2,3 நாட்கள் ஊற வைத்தால் அந்தக் கறை நீங்கி குக்கர் பளிச்சென்று இருக்கும்.

12. காஸ் சிலிண்டரை கையாளும் வழிமுறைகள்

சிலிண்டரை எப்போதும் பக்கவாட்டில் படுக்க வைக்காமல் நிற்க வைக்க வேண்டும்.

ஐ.எஸ்.ஐ முத்திரை உள்ள அடுப்புச் சாதனங்களையும், இரப்பர் குழாய்களையும் மட்டுமே பயன்படுத்த வேண்டும்.

அடுப்பை அணைக்கும்போது முதலில் ரெகுலேட்டர் வால்வை மூடிவிட்டுப் பிறகு அடுப்பின் வால்வை மூடுவது நல்லது. அடுப்பு எப்போதும் தரை மட்டத்திலிருந்து ஏறத்தாழ இரண்டடி உயரத்திலும், சுவரை ஒட்டியும் இருக்க வேண்டும்.

அடுப்பு எரிந்து கொண்டிருக்கும்போது கவனக் குறைவாக இருக்கக்கூடாது. கவனிக்காமல் இருந்தால் பொங்கி வழியும் பால் போன்ற பொருள்கள், அடுப்பை அணைத்து வெளி வரும் எரிவாயுவினால் வாயுக் கசிவு ஏற்பட்டுத் தீ விபத்து ஏற்படலாம்.

காஸ் ஸ்டவ் வைத்திருப்பவர்கள் வீட்டில் உள்ளக் குழந்தைகள் காஸ் குழாயைத் திருப்பாமல் பார்த்துக் கொள்ள வேண்டும். காஸ் குழாயில் குழந்தைகள் விஷமம் செய்வதால் பல ஆபத்துக்கள் ஏற்படுகின்றன.

அடுப்பின் வால்வையும், சிலிண்டர் வால்வையும் மூடிய பிறகு சிலிண்டரை மாற்ற வேண்டும்.

சுய ரிப்ப்பேர் வேலை ஆபத்தானது. யாரையும் காஸ் உபகரணங்களைப் பழுது பார்க்க அனுமதுக்கக் கூடாது. விறபனையாளர்களிடமே இந்த பொறுப்பை விட்டுவிட வேண்டும்.

மாற்று சிலிண்டர் இணைக்கும்போது பூஜை விளக்குகள், ஊதுவத்தி அனைத்தையும் அணைத்து விட வேண்டும். மின்சார இணைப்புகள் இயங்க கூடாது.

ரப்பர் குழாயில் வெடிப்பு, துளை இருக்கிறதா என்பதை அடிக்கடி பரிசோதித்துப் பார்க்க வேண்டும்.

காஸ் அடுப்பின் பர்னரை 10 நிமிடம் மண்ணெயில் ஊற வைத்துப் பிறகு பழைய டூத் பிரஷ் மூலம் சுத்தம் செய்யலாம்.

அடுப்பின் பர்னர்களை சலவை சோடா சேர்ந்த வெது வெதுப்பான் தண்ணீரில் 20 நிமிடங்கள் ஊற வைத்து சுத்தப்படுத்தி உலரச் செய்த பிறகே பொருத்த வேண்டும்.

குரோமிய காஸ் அடுப்பு, ஸ்டவ் போன்றவற்றைச் சூடாக இருக்கும்போது துடைத்தால் பளிச்சென்று இருக்கும்.

பெயிண்ட் அடுப்பாக இருந்தால் சூடாக இருக்கும் போது நனைந்த துணியால் துடைக்கக் கூடாது. திடீர் வெப்ப மாறுதலால் வண்ணம் மாறலாம்.

காஸ் சிலிண்டரிலோ, ரப்பர் குழாயிலோ கசிவு இருப்பதாக சந்தேகம் தோன்றினால் உடனடியாகக் கதவுகள், ஜன்னல்கள் அனைத்தையும் திறந்துவிட வேண்டும். எரிந்து கொண்டிருக்கும் அடுப்பு, விளக்கு முதலியவற்றை அணைக்க வேண்டும். சிலிண்டருடன் இணைந்திருக்கும் சேப்பு கேப்பினால் சிலிண்டர் வால்வை அழுத்தி மூட வேண்டும். இது வால்விலிருந்து காஸ் கசிதைத் தடுக்கும்.

மண்ணெண்ணெய் ஸ்டவ்களைப் பயன்படுத்துபவர் அது எரிந்துக் கொண்டிருக்கும் போது அதற்கு எண்ணெய் ஊற்ற முயலக்கூடாது. ஸ்டவ்வின் எல்லாப் பகுதிகளும் சூடேறி இருப்பதால் எண்ணெய் பட்டவுடன் திடீரென அது பற்றிக் கொள்ள வாய்ப்பு உண்டு.

டாங்கில் எவ்வளவு மண்ணெண்ணெய் நிரப்ப வேண்டும் என்றா குறியீடு எல்லா ஸ்டவ்களுலும் இருக்கும். அதற்கு மேல் மண்ணெண்ணெய் ஊற்றக்கூடாது.

இரண்டு வாரத்திற்கு ஒரு முறை ஸ்டவ் திரிகளைச் சமன்படுத்தி உயரமாக இருக்கும் திரிகளை மட்டும் நறுக்கி விடவும். டாங்கில் மண்ணெண்ணெய் ஊற்றி ஒரு மணி நேரம் ஆனப் பின்பே புதிய ஸ்டவ்வை முதல் முறையாகப் பயன்படுத்த முடியும்.

நீரைத் தெளித்து அடுப்பை அணைப்பது தவறு. அப்போது வெளிப்படும் வாயு உடலுக்கு கேடு செய்யும்.

13. கனிகளின் சிகரம் பப்பாளி

- மு. குருமூர்த்தி

கனிகளின் சிகரம் பப்பாளி. நமக்குத் தெரியாமலேயே நம்முடைய வீட்டுக் கொல்லையில் முளைத்து ஆச்சரியத்தை ஏற்படுத்தும் மரம் இது. கர்ப்பிணிப் பெண்களுக்கு ஊட்டச்சத்துக்களை வாரிவழங்கும் பழம் இது. கருவை காக்கும் பழமாக இருப்பதைப் போலவே கருவை அழிக்கும் பழமாகவும் இது இருக்கிறது. பப்பாளிப்பழத்தில் இருபதுக்கும் அதிகமான சத்துக்கள் உள்ளன. இதன் பழம், காய், பால், விதை அனைத்தும் மருத்துவப் பண்புகளைக் கொண்டது. வைட்டமின் 'ஏ' சத்து நிறைந்த பழம் இது. மலத்தை இளக்கி மலச் சிக்கலைப் போக்கும் தன்மை இந்த பழத்திற்கு உண்டு. பப்பாளிக்காய்களை சமைத்துச் சாப்பிட்டால் தாய்ப்பால் பெருகும்.

பப்பாளியை பயிர் செய்வதற்கு தனியாக கவனம் ஏதும் செலுத்த வேண்டியதில்லை. பப்பாளி மரங்களை கழிவுநீரில் வளர்த்தால் அதன் குணங்கள் குறையக்கூடும். கன்று வளர்ந்து ஒரு வருடத்தில் பழங்களைத் தரத் தொடங்கும். கிட்டத்தட்ட பத்தாண்டுகள்வரை பலன் கொடுக்கும்.

பப்பாளியில் மூன்று வகைகள் உண்டு. ஆண் மரம், பெண் மரம், அலிமரம். ஆண் மற்றும் அலிமரத்தின் பூக்கள் சிறிதாய் இருக்கும். ஆண் மரத்தின் பூக்கள் மகரந்தச் சேர்க்கைக்கு உதவுகின்றன. அலிமரத்தின் பூக்களால் எந்தப்பயனும் இல்லை. பெண்மரத்தின் மலர்கள் பெரியதாக இருக்கும்; காய்களும் பெரியதாக சுவை கூடியும் இருக்கும். செம்மண் பூமியில் நன்றாக வளரும் மரம் இது. பப்பாளி மரத்தின் தண்டுகள் வலிமை குறைந்தவை. பப்பாளிப் பழங்களை சேதமில்லாமல் பறிக்க சற்று நிதானமும் எச்சரிக்கையும் தேவை.

14. நினைவாற்றலை அதிகரிக்க மாத்திரைகள் அவசியமா?

- முனைவர் தி. சிவக்குமார்

இது தேர்வுக் காலம். மாணவர்களும் பெற்றோர்களும் ஒரு சேர 'மதிப்பெண்கள்' என்ற இலக்கில் பயணிக்கிறார்கள். நாளிதழ்களிலும், தொலைக்காட்சிகளிலும் ஞாபக சக்திக்கான மாத்திரை விளம்பரங்கள் வந்து கொண்டு இருக்கின்றன. நமது குழந்தைகளுக்கு இன்னும் ஞாபக சக்தி கூடினால் 100 மதிப்பெண் உறுதி என்று பெற்றோர்கள் நினைக்கிறார்கள். வாங்கித் தருகிறார்கள். இந்த மாத்திரைகளால் ஞாபகசக்தி கூடுமா? எவ்வளவு காலம் பயன்படுத்தினால் ஞாபக சக்தி கூடும்? நீண்ட காலம் பயன்படுத்தினால் ஓரளவு பயன் கிடைக்கலாம்.

நினைவாற்றல் மூளையின் முக்கியச் செயல்பாடு. ஞாபகசக்தி மனித குலம் முழுமைக்கும் அனைத்துச் செயல்பாடுகளுக்கும் தேவையான ஆற்றல் ஆகும்! வயது ஆக ஆக ஞாபகசக்தி குறைகிறது. வயதானவர்கள் பழங்கால நிகழ்ச்சிகளைச் சொன்னால் 'அபார ஞாபக சக்தி' என்கிறோம். நமக்கு நினைவில் நிற்காத ஒன்றை அடுத்தவர் எடுத்துச் சொன்னால், அவரின் நினைவாற்றலுக்காக புகழ்கிறோம்.

நினைவாற்றல் பயிற்சியால் வளப்படுத்தக்கூடிய ஆற்றல். நினைவு என்பது தேவையைப் பொறுத்தது. மூளை எவ்வளவு தகவல்களை வேண்டுமானாலும் நிரப்பிக் கொள்ளும். ஆனால் அடிக்கடி பயன்படும் தகவல்கள் நினைவில் மேல் அடுக்கில் இருக்கும். பயன்படுத்தாத தகவல்கள் புதைந்து கிடக்கும். தேவைப்படும்போது வெளிவராமல் போகும். இதை ஞாபக மறதி என்கிறோம்.

ஞாபக மறதி ஏற்பட பல காரணங்கள் உண்டு. அதில் முக்கியமானது காலம். அண்மை நாள் நிகழ்ச்சிகள் ஞாபகம் இருக்கும். பழங்கால நிகழ்வுகள் ஞாபகம் இருக்காது. இது இயற்கை. அடுத்தது விருப்பமான தகவல்கள் ஞாபகத்தில் நிற்கும். கவனகப் பயிற்சியில் நினைவாற்றலை கூர்மைப்-

படுத்தி நினைவேந்தல்களாக பலர் இருந்துள்ளனர். பயிற்சிக்கும் ஞாபக சக்திக்கும் நெருங்கிய தொடர்பு உண்டு. இப்போது யோசிப்போம். மாத்திரையால் ஞாபக சக்தியை அதிகரிக்க முடியுமா என்று. பயிற்சிக்குப் பதில் மாத்திரை போதுமா?

மாத்திரை நினைவாற்றலை மேம்படுத்தாது. மரபார்ந்த சித்த மருத்துவத்தில் ஞாபக சக்திக்காக மருந்துகள் இருக்கின்றன. வல்லாரை, பிராமி கொண்டு இம்மருந்துகள் தயாரிக்கப்படுகின்றன. நோய்க்காக தரப்படும் மருந்து அனைவருக்கும் ஒன்றே போல் பயன் தரலாம். ஆனால், நினைவாற்றல் குறைவு நோயல்ல! எனவே ஞாபக சக்திக்கான மாத்திரைகள் ஒரே விளைவை எல்லோருக்கும் ஏற்படுத்தாது.

நினைவாற்றலின் மூன்றாவது கூறு சூழல். அந்த நேரத்தின் சூழல் நினைவாற்றலைப் பாதிக்கும். எல்லா வினாக்களுக்கும் விடை தெரியும். ஆனால் தேர்வுக் கூடத்தில் சில வினாக்களுக்கு விடை ஞாபகத்துக்கு வராது. ஏன்? தேர்வுக் கூடம், தேர்வு என்ற சூழல்தான் காரணம். பயம், பதற்றம், படபடப்பு, அதீத எதிர்பார்ப்பு போன்ற உணர்வுகள் நினைவாற்றலைப் பாதிக்கின்றன. கல்விமுறை, தேர்வு ஆகியன நினைவுகூர்தலை மட்டுமே மய்யப்படுத்துகின்றன. எனவே 'மனப்பாடம்' தான் தேவைப்படும் திறன் என்றாகிறது. வேறு வழியில்லாமல் பிள்ளைகளுக்கு மனப்பாட சக்தியை பெற்றோர்கள் அதிகப்படுத்த விரும்புகிறார்கள். அதற்காக மாத்திரை ஏன்?

'சூழல்' என்ற கூறில் கவனம் செலுத்தலாம். பிள்ளைகளுக்குப் படிப்பதில் 'நெருக்கடி' கொடுக்க வேண்டாம். வீட்டை 'பள்ளிக்கூடமாக' மாற்ற வேண்டாம். வீடு, பள்ளிக்கூடம் இரண்டும் வேறு வேறு. வீடு என்றால் சுதந்திரம், நேரக்கட்டுப்பாடு இல்லாமை கண்காணிப்பு அற்ற நிலை. இந்த உணர்வுகளை பெற்றோர் மதிக்க வேண்டும். அப்போதுதான் பிள்ளைகள் மலர்ச்சியுடன் படிப்பார்கள். வீடும் பள்ளிக்கூடம் போலாகிவிட்டால் 24 மணி நேரமும் 'படிப்பு' என்ற சுமையில் பிள்ளைகள் நசுங்கிப் போவார்கள்.

தெரிந்தது, தெரிந்ததைப் பயன்படுத்துவது ஆகியவற்றை சோதனை செய்வது தான் நல்ல தேர்வு முறை. ஞாபக சக்தியையும் மதிப்பெண்களையும் கொண்டு பிள்ளைகளை அடிப்பது தேவையற்றது. பெற்றோர்கள் ஆசிரியர்களாக இல்லாமல் நல்ல அப்பா, அம்மாவாக இருந்தாலே போதும். கெடுபிடி இல்லாத உகந்த சூழலை வீட்டில் உருவாக்கித் தந்தால் பிள்ளைகளின் நினைவாற்றல் அதிகரிக்கும். ஞாபக சக்திக்கான மாத்திரை சாப்பிட்டு ஆனந்த் உலக சதுரங்க வாகையர் ஆகவில்லை. அவர் வாகையர் ஆனபிறகுதான் அந்த மாத்திரை விளம்பரத்தில் நடித்தார். உங்கள் பிள்ளைகளுக்கு மாத்திரைகள் வேண்டாம். நீங்கள் ஏற்படுத்தித் தரும் இதமான சூழலே போதும்!

உலகம் தோன்றிய கதை: நல்லான்

உலகம் எப்படித் தோன்றியது என்று எப்போதாவது சிந்தித்துப் பார்த்ததுண்டா? அதிகாலையிலோ, இரவிலோ வானத்தைப் பார்த்து வியக்கும்போது அப்படி ஒரு வினா உங்களுக்குத் தோன்றியிருக்குமே அல்லது மழை வரும்போதே, பேய்க்காற்று வீசும் போதோ, இடி மின்னலைப் பார்க்கும் போதோ கூட அந்த வினா தோன்றியிருக்கலாம். இல்லையா? நிலவைக் கண்டு வியக்கும் போதும், வானவில்லையும், பூக்களையும், மலை உச்சியில் நின்று இயற்கையையும் ரசிக்கும் போதும் நீங்கள் அவ்வினாவை மனதில் நிச்சயம் எழுப்பிக் கொண்டிருப்பீர்கள்.

அழகும், அற்புதமும், ஆபத்தும் நிறைந்த உலகம்! எப்படித்தான் இது உருவானது? யாராவது உருவாக்கினார்களா? அதுவே உருவானதா? ஏற்கனவே இருந்து வந்ததா? இந்த வினாக்களுக்கு விடையைக் காண நமக்கு அறிவியல் மட்டும்தான் கைவிளக்காக விளங்குகிறது. இதனால், இது, இப்படி உருவானது என்று காரண காரியங்களோடு புரிந்து கொள்ள பகுத்தறிவு உதவுகின்றது. அறிவியல் அறிஞர்கள் தமது பகுத்தறிவினைக் கொண்டு பல ஆண்டுகளாக ஆய்வுகளைச் செய்து சில உண்மைகளை கண்டுபிடித்து உள்ளார்கள்.

உலகம் என்று நாம் நினைத்துக் கொண்டிருப்பது நாம் வாழும் பூமியைத்தான். ஆனால் பூமி மட்டுமே உலகம் அல்ல. நமது புவி நாம் வாழும் அகண்ட பிரபஞ்சத்தில் ஒரு சிறிய துகள். அவ்வளவே! நீங்கள் உங்களின் அறையை ஓர் அண்டமாக கற்பனை செய்து கொண்டால், அந்த அறையின் ஏதோ ஒரு மூலையில் காற்றில் மிதக்கும் ஒரு சிறிய தூசிதான் நமது புவி. புவியின் பரப்பளவு 510 மில்லியன் சதுர கிலோமீட்டர்! அதன் எடை சுமார் 6000 மில்லியன் டன்கள்! (ஒரு மில்லியன் = பத்து லட்சம்). இந்த தூசுத் துகளே இவ்வளவு பெரிதாக இருக்கிறது என்றால், மொத்த அண்ட வெளியும் எவ்வளவு பெரிதாக இருக்கும்!

ஏன் கை கழுவ வேண்டும்?

சாப்பிடும் முன் கை கழுவ வேண்டும் என்று அம்மா சொல்லித் தருவதில் எத்தனை அர்த்தம் இருக்கிறது தெரியுமா? மண்ணில் விளையாடிவிட்டு அப்படியே சாப்பிட உட்கார்ந்தால் கட்டாயம் வயிற்றில் கோளாறு ஏற்படும். நூறுபேர்களில் 33 பேர்கள் கை கழுவாமல் சாப்பிடுவதால் வயிற்றுக் கோளாறில் அவதிப்படுகிறார்கள்.

பீச், மற்றும் ஆற்றங்கரை மணலில் அதிகமாக மக்கள் நடமாடுவதால் வயிற்றைப் பாதிக்கும் பேக்டிரியாக்கள் அங்கே அதிகமாக இருக்கின்றன. நான்கு முறை கையை நல்ல நீரில் முக்கி எடுத்தாலே போதும் 99 சதம் பேக்டிரியாவும் வைரசுகளும் நீங்கி விடுகின்றன. சோப்புப் போட்டு கழுவினால் நிச்சம் 100 சதம் கிருமிகளை நீக்கி விடலாம்.

15. மெழுகு குலையாத பழங்கள்

- எஸ். நீலகண்டன்

வெகு நாட்களுக்கு முன் நாகர்கோவில் செல்லும் வழியில் மணிமேடை சந்திப்பில் காலை வேளையில் அவ்வழியாகச் செல்லும்போது அங்குள்ள தனியார் பார்சல் அலுவலகத்தில் கூடை கூடையாக ஆப்பிள் பழங்களும் ஆரஞ்சுப் பழங்களும் இறங்கும். பழங்களெல்லாம் பாதுகாப்பாய் வைக்-

கோலால் பொதியப்பட்டிருக்கும். மொத்த விற்பனையாளர் அந்தப் பழங்களை இறக்கி, சில்லறை விற்பனையாளர்க-ளுக்கு வினியோகித்துக் கொண்டிருப்பார்.

அன்று நாம் பார்த்த பழங்கள் மெருகு குலையாதவை. இன்றைய பழங்கள் மெழுகு குலையாதவை. அறிவியலும் தொழில்நுட்பமும் நன்மையோடு தீமையையும் செய்து கொண்டிருக்கின்றன.

இன்று பழம் விளைகிற ஊரில் பழத்தை வாங்கமுடியாத அளவுக்கு விலை. விளைகிற ஊரிலிருந்து பழங்கள் வாகனங்கள், ரயில், விமானமென ஆயிரக்கணக்கான மைல் தூரங்களைக் கடந்து உலகின் எந்த மூலைக்கோ பயணப்ப-டுகிறது. வழக்கமாக அமெரிக்கா, தாய்லாந்து, நியூசிலாந்து ஆகிய நாடுகளிலிருந்து ஆப்பிள், ஆரஞ்ச், டிராகன், கிவி போன்ற பழங்கள் இங்கே இறக்குமதி செய்யப்படுகின்றன. அந்தப் பழம் கெட்டுப்போகாமல் அது பயணப்படும் காலத்-தையும் கால நிலையையும் தாங்கிக் கொள்ளும் விதமாக அது பதப்படுத்தப்படுகிறது.

குறிப்பாக பார்க்கப் பளபளப்பாக இருக்கும் விலை உயர்ந்த ஆப்பிள் பழங்கள் ரசாயன மெழுகால் பூசப்பட்டு பொதியப்பட்டவை. கையால் அப்பழத்தைச் சுரண்டிப் பார்த்-தாலே அந்தப் பழத்திலிருந்து மெழுகு உதிர்வதைக் காண-லாம். பெரும்பாலானவர்கள் மெழுகு பூசப்பட்ட ஆப்பிள்-களின் பளபளப்பில் அதுவே தரமான ஆப்பிளாகத் கருதி அதிக விலை கொடுத்து வாங்கி விடுகின்றனர். அந்த ஆப்-பிள் பழத்தில் பூசப்பட்டிருக்கும் மெழுகு இயற்கைத் தாவ-ரங்களிலிருந்து எடுக்கப்பட்ட உண்ணத் தகுந்தவையா, ரசா-யனப் பூச்சா என யாராலும் பகுத்தறிய இயல்வதில்லை. ரசாயனப் பூச்சு மெழுகும் எந்த அளவுக்குப் பாதுகாப்பானது என்பது குறித்த முறையான ஆய்வும் இல்லை. மக்களுக்கும் அது குறித்த போதுமான விழிப்புணர்வும் இல்லை.

பழங்கள் சாதாரணமாக நான்கு வகைகளில் மெழுகு பூசப்படுகின்றன. முதலாவது முறையில் பழங்களை சூடான பாரபின் மெழுகில் முக்கி எடுப்பார்கள். இந்த முறையில்

பழத்தில் மெழுகின் பூச்சு அதிக அளவில் காணப்படும்.

இரண்டாவது முறையில் விரைந்து சுழலும் துரிகைகளின் மூலமாக பழத்தில் மெழுகு அழுத்திப் பூசப்படும்.

மூன்றாவது முறை தெளிப்பு முறையாகும். இதில் உருகிய மெழுகை பழத்தின் மேல் தெளித்து தூரிகையால் தடவி, தேவையான திடத்துக்கு கொண்டு வருவார்கள்.

நான்காவது முறையில் பழங்களை நன்றாகக் கழுவி உலர்வதற்கு முன் குறிப்பிட்ட அடர்த்தியுள்ள மெழுகு திரவக் கலவையில் முக்கி எடுப்பர். அவற்றைப் பெட்டிகளில் அடுக்கும் முன் காயவைப்பர்.

சுத்தப்படுத்தப்பட்ட மெழுகானது சுவையற்றது, மணமற்றது, விஷமற்றது. ஆனால், இந்தப் பதப்படுத்தப்பட்ட உணவுப் பொருள்களுக்கே உரிய மெழுகைத்தான் இந்த வணிக நிறுவனங்கள் பயன்படுத்துகின்றனவா என்றால் பெரும்பாலும் இல்லை. பழங்களுக்கு மெழுகு பூச்சிடுவதால் வணிகர்களுக்குச் சாதகமான அம்சங்கள் நிறைய இருக்கின்றன. மெழுகிடுவதால் பழங்களின் எடைக் குறைவைத் தவிர்க்க இயலும். பளபளப்பான தோற்றம், பழத்தின் இளமையைக் கூட்டுதல், பழத்தின் நீர்மம் ஆவியாகாமலும் பழம் சுருங்கிவிடாமலும் தடுத்தல், பழத்தின் பருமனைப் பெருக்கிக்காட்டுதல், பூச்சுகளிலிருந்து மற்ற காரணங்களாலும் பழம் பழுதடையாமல் காத்தல் என பல அம்சங்கள் அவர்களை இந்த மெழுகிடும் வேலையைச் செய்விக்கின்றன.

உடலுக்குக் கெடுதல் விளைவிக்காத பூச்சிடத்தகுந்த சாதனங்கள் விலை அதிகமானவை. அதனால் தரங்குறைந்த மெழுகுகளால் மெழுகப்பட்ட பழங்கள் பல பெரிய நிறுவனங்களின் அலமாரிகளை பளபளப்புடன் அலங்கரிக்கின்றன. அந்தப் பழங்களுக்கு மெழுகோடு ஆஸ்திரேலிய, அமெரிக்கப் பெயர்களும் பெருமையுடன் சூட்டப்படுகின்றன. மெழுகிடப்பட்ட இந்த பழங்களைச் சாப்பிடுவதால் வயிறு தொடர்புடைய நோய்களுக்கு வழி வகுப்பதோடு, புற்று நோய்க்குக்கூடக் காரணமாகி விடும் என்ற மக்களின் அச்-

சத்துக்கு வலுவான காரணங்களும் இருக்கத்தான் செய்கின்றன.

இன்னொரு பக்கம் கார்பைடு கற்களால் செயற்கை முறையில் பழங்கள் பழுக்க வைத்து விற்கப்படுகின்றன. பணமே முக்கியமாகிவிட்டது. நாட்டின் ஆரோக்கியத்தைப் பற்றி எவருக்கும் அக்கறை இல்லை. அந்தந்த ஊரில் விளையும் கொய்யா, மாங்காய், பப்பாளி, வாழை, திராட்சை போன்றவற்றிலேயே நமது ஆரோக்கியத்துக்குத் தேவையான அனைத்துச் சத்துகளும் உள்ளன. அதைப்பறித்த குறைந்த கால அளவுக்குள் அந்தந்த ஊர்மக்களும் அதைச் சுற்றியுள்ள கிராம மக்களும் உட்கொள்ளலாம்.

பழங்கள் குளிர்பதனப் பெட்டிகளில் பாதுகாக்கப்பட்டு விமானங்களில் பயணப்படுவதால் அதிக அளவில் கரியமில வாயு காற்று மண்டலத்தில் வெளியேற்றப்படுகிறதாம். சாலை, ரயில், கப்பல் போக்குவரத்தை விட பழங்களின் விமானப்பயணத்தால் காற்று அதிக அளவில் மாசுபட்டு சுற்றுச்சூழலும் சீர்கெட்டு வருகிறதாம்.

ஒரு கிலோ ஆப்பிள் 6,000 மைல்களைக் கடக்கிறபோது, விமானப் பயணத்தில் 10.6 கிலோ கரியமிலவாயுவும், கப்பல் வழியாக வரும்போது 1.2 கிலோவும், ரயில் வழியாக வரும்போது 0.2 கிலோவும், சாலை வழியாக வரும்போது 2.6 கிலோ கரியமிலவாயுவை காற்று மண்டலத்தில் கக்குகிறதாம். இப்படி ஆறாயிரம் மைல்கள் கடந்து வரும் ஒரு ஆப்பிளைச் சாப்பிடுவதால் காற்றிலும் விஷத்தைக் கலக்கிறோம் அதன் மேல் பொதிந்திருக்கும் ரசாயனப் பூச்சால் வயிற்றிலும் விஷத்தைக் கலக்கிறோம்.

இந்நிலையில் நாகரிக உலகத்தைப் பார்த்து ஆப்பிளும் மெழுகைப்பூசி தன் அழகை மெருகேற்றிக் கொண்டதோ?

16. மரியாதை முக்கியம் கண்ணுங்களா

- கவிஜி

நாம மரியாதை குடுத்துருக்கோமா என்று யோசிக்கிறேன். எப்போதுமே கொடுத்திருக்கிறோம். கொடுத்துக் கொண்டே இருக்கிறோம். அது ஒரு வாழ்வியல் முறையாகவே நமக்குள் இருக்கிறது என்பதை திடமாகவே சொல்வேன்.

ஆனால் இன்றைய தலைமுறை என்று குறிப்பிட்டு சொல்ல வேண்டாம். எல்லா தலைமுறையிலுமே இந்தப் பிரச்சனை இருந்தபடியேதான் இருக்கிறது. மரியாதை என்ற செயலின் வடிவம் என்னவாக இருக்கிறது என்ற கேள்வி சுழன்று கொண்டேயிருக்கிறது. பெரியவர்களுக்கென்று இல்லை. பொதுவாகவே சக மனிதர்களுக்கான மரியாதை எப்படி இருக்கிறது என்ற கேள்வி மனதுக்குள் கொக்கி போட்டபடியே இருக்கிறது.

முன்ன பின்ன தெரியாத ஒருவருக்கு கூட கால் மேல் போட்டிருக்கும் காலை இறக்கி வழி விட்டிருக்கிறோம். அதுவும் வயதில் மூத்தவர் என்றால் அவர் யாராக வேண்டுமானாலும் இருக்கட்டும். தன்னால் கால் இறங்கி விடும். வரிசையில் வழி விடும். பேருந்தில் இருக்கை கொடுக்கும். ஆனால் அந்த இயல்பு இப்போது குறைந்து கொண்டு வருகிறதோ என்ற தவிப்பு நமக்கிருக்கிறது.

கடந்த வராம ஒரு தேனீர் கடையில்... நால்வர் அமரும் மேசையில்... எதிரே ஒரு பெண் உடலை சரித்து காலை நீ....ட்டி அமர்ந்திருக்கிறார். எதிரே யாரும் வந்தமராத வரை பிரச்சனை இல்லை. எதிரே நாங்கள் அமர்ந்த பிறகும் அந்த பூச்சு காலை உள்ளிழுக்கவில்லை. இதுக்கெல்லாமா எக்ஸ்கியூஸ்மீ சொல்வார்கள். இயல்பிலேயே எதிரே அமர்ந்திருப்பவருக்கு கால் வைக்க இடம் விட்டு தனக்கான அளவில் காலை மடக்கி வைத்துக் கொள்ள வேண்டும் தானே. ஆனால் அந்த அடிப்படை அறிவு இல்லாமல் அந்தப் பெண் அப்படியே நீட்டியிருக்க... பிறகு கவிக்குயில் எக்ஸ்-

கியூஸ்மீ சொல்லி அப்போதும் முழுதாக இழுத்துக் கொள்-ளாத போது... வேறு வழியின்றி யுத்தன் தன் காலை அந்தப் பெண் பக்கம் நீட்டி முழக்க வேண்டி வந்தது. பிறகு தானாக உள்ளிழுத்துக் கொண்டது அந்த வெத்துருட்டு.

பேருந்திலும் இப்படியேதான் நடக்கும். அங்கிருப்பதே அத்தனை சின்ன இருக்கை. அதிலும் ஜன்னலோரம் அமர்ந்திருப்பவன் காலை விரித்து ஒன்றரை இருக்கையை ஆக்கிரமித்துக் கொண்டால் அருகே அமர்கிறவர் அரை இருக்கையில்தானே அமர முடியும். சீட்டில் தொங்கிக் கொண்டுதானே வர முடியும். ஆதி முட்டாள்கூட அப்படி ஒரு வேலையை செய்ய மாட்டான். அது அநியாய வெறி கொண்டவர் செய்யும் அநாகரிக செயல்.

பேருந்துக்கு ஒரு யுத்தன் வேண்டும் போல.

பைக்கில் போகும் போதே தகாத வார்த்தைகளில் சத்தம் போட்டு பேசிக்கொண்டு போவதெல்லாம் சகிக்கவே முடியா-தவை. நாம் நம் நண்பர்களுக்குள் பேசிக்கொள்வது மற்றவர் காதிலும் விழுகிறதே என்றுறுத்த வேண்டாம். ஒன்றுக்கும் உதவாத வேகத்தை மட்டும் வைத்துக் கொண்டு மானுடம் சேர முடியுமா.

சிக்னலில் குடும்பத்தோடு நிற்கையில் இந்த மாதிரி ஆட்-கள் வந்தாவே பயப்பட வேண்டி இருக்கிறது. வாயைத் திறந்தால்... அந்த வார்த்தை தான் வருகிறது. அதுதானே இந்த பூமிக்கு கொண்டு வந்தது. அதுதானே சிருஷ்டி. அதற்குதானே இந்த வாலிப காத்திருப்பு. பிறகு ஏன் அந்த உறுப்பின் மீது இத்தனை வன்மம். நம்ம வீட்டு பெண்களி-டமும் அதுதானே இருக்கிறது என்ற நிஜம் ஏன் புரிபடு-வதே இல்லை. திட்ட வேண்டும் என்றாலே.... ங்கொம்மாப்... என்று ஆரம்பிப்பது அட்டூழியம். அவுங்கம்மாவைத் திட்டு-வது உங்கம்மாவையும் திட்டுவது போல தானே.. நண்பா.

வாயை ஆணி அடித்து தைக்க வேண்டும்.

அதே போல போனிலோ நேரிலோ ஒருவரிடம் பேசிக்-கொண்டிருக்கும் போதே இந்தப் பக்கம் திரும்பி துப்புவதெல்-லாம் துப்புக் கெட்ட செயல். எதிரே பேசிக் கொண்டிருப்ப-

வரை இதற்கு மேல் அவமானப்படுத்த முடியாது.என் வீட்டு வாசலில் தான் துப்புகிறேன் என்று எதிர் வீட்டு வாசலில் ஆள் இருக்கும் போது துப்புவது முன்னாள் அரசு கல்லூரி யின் முன்னாள் சீனியர் பப்ரோபஸர். இவன்லாம் என்ன சொல்லிக் குடுத்திருப்பான்.

ஒரு நாளைக்கு பாரதி கண்ணம்மா படத்தில் வடிவேலுக்கு துண்டு போர்த்தி சாத்து சாத்துனு சாத்தின மாதிரி சாத்தனும். நேரம் கூடி வரட்டும்.

பக்கத்தில் ஒரு மாளிகை கடை இருக்கிறது. அப்படி ஒரு நினைப்பு அந்த மளிகை கடை முதலாளிக்கு. பொடியன் தான். எப்பவும் தலையை செல்லுக்குள் விட்டே உக்காந்திருப்பான். போயி முன்னால் நின்னாலும் மடையனுக்கு தலை நிமிராது. முன்னால ஒரு உருவம் நிக்கறதுமா தெரியாது. மஹாராஜாவை கூப்பிடனும். அப்பதான் ஆ... என்று நிமிர்வார். ஒரு பொருளை சொல்லும் போதே "வேற" என்று அடுத்த பொருளுக்கு தாவுவார். என்ன இவன் மெண்டல் போல என்று யோசித்து...சொல்லிட்டே வந்து விட்டேன். இனி உன் கடைக்கு நான் என் பிரெண்ட் அவன் பிரெண்ட் அவன் பிரெண்ட் அதே மாதிரி எங்க குடும்பம் யாரும் வர மாட்டோம். உனக்கு மரியாதை தெரியல.. வாடிக்கையாளரை மதிக்க தெரியல என்று.

எப்படி யோசித்தாலும் அப்படியாக இங்கிதம் இல்லை என்ற முடிவுக்கு வர வேண்டி இருக்கிறது. யார் சொல்லித் தருவது இதெல்லாம். பாடத்திட்டமா.. வீட்டுத் திட்டமா. மற்றவருக்கு தொந்தரவு ஆகும் என்ற எண்ணமே இல்லாமல்.. அலைபேசியில் சத்தமாக பாட்டு கேட்டுக்கொண்டு வரும் சக பயணியை யார் செருப்பால் அடித்து திருத்துவது. எத்தனையோ பொறுப்புள்ள 2கே கிட்ஸ் இருக்கிறார்கள். அப்படி ஒரு ஐவர் அணிதான் நம்மை மலையில் இருந்து பாதுகாப்பாய் இறக்கினார்கள். ஆனால்.. மிகுந்த கூட்டம் ஆட்டு மந்தையாக உலவுகிறதே. அதுதான் கவலை அளிக்கிறது. கண்ணை பார்த்து பேசுங்கடா என்று கத்திக் கொண்டிருக்கிறோம். இங்கே முகத்தை பார்த்தே பேச மாட்டேன் என்கி-

றார்கள். கவலையோடு நோக்குகிறேன்.

17. இனிப்பு மாயம் இந்த கச்சாயம்

தீபாவளி வந்து விட்டதால் வீடு ரெண்டு படும். நிற்க நேரமில்லை செய்ய வேலை இல்லை போல அங்கும் இங்கும் நடைபோடும் வீட்டுப் பெண்கள் கண்களில் ஒளியும் ஓய்யாரமும்.

தீபாவளி என்றாலே இந்த பலகாரம் இனிப்பு செய்கைகள்... ஒரு தொன்றுதொட்ட தோகை விரிப்பு என்றாலும்... நவீனத்தில் அதுக்கெல்லாம் நேரம் எதுக்கு. போனோமா... கடையில் அதுல ஒரு கிலோ இதுல ஒரு கிலோ வாங்கினோமா... வேலை முடிந்தது என்று ஒரு போக்கு இருக்கத்தான் செய்கிறது. ஆனாலும்.. வம்படியாக இன்னும் அந்த பழைய நினைப்பை பிடித்துக் கொண்டு அடுப்படியில் நம் அழகிகள் அட்றாசிட்டி செய்வது அழகு தான்.வடை மிக இயல்பாகவே அடிக்கடி சமையலில் இருப்பதால்... நோம்பிக்கு அதற்கு பெரிதாக இடமில்லை. பெரும்பாலும் முறுக்கு சுடுவதை அதிகமாக பார்க்கிறேன். லட்டு செய்வதைக் காண முடிகிறது. குலோப்ஜாம் செய்கிறேன் என்று இனிப்பு கட்டி செய்து விட்டு அதை இறுதி வரை குலோப்ஜாம் என்றே நம்பும் சிக்கலும் இருக்கிறது....சீவி சிங்காரித்த வீட்டு லட்டுகளுக்கு.

கடையில் எத்தனை புதிதான ஐட்டங்களை வாங்கி வந்தாலும்... வீட்டில் கைப்பட செய்யும் இனிப்பும் காரமும் கொஞ்சம் ஸ்பெஷல் தான். நாங்க இந்த தீபாவளிக்கு இத செஞ்சோம்.. அத செஞ்சோம் என்று பக்கத்து வீட்டுக்கு கொடுத்து பெருமை அடித்துக் கொள்வதில் அப்படி ஒரு அலாதி பிரியம். சில வீட்டில் இருந்து வரும் பலகாரங்கள்... நம்மை சோதிக்க தான் செய்யும். ஆனாலும் அதில் இருக்கும் சந்தோஷங்களை உணராமல் இருக்க முடியாது. சின்ன சின்ன விஷயங்களின் வழியே இன்பத்தை கண்டடைய இந்த மாதிரி விஷேச நாட்களின்... உணவு பதார்த்தங்க-

ளுக்கு முக்கிய பங்குண்டு.

வடை முறுக்கு.. லட்டு... என சுடுவது என்றிருந்தாலும்.. கச்சாயம் என்றொரு இனிப்பனை பற்றித்தான் இந்த நினைவு.

கச்சாயம்..... அதன் வடிவமே வினோதமாக இருக்கும். வட்டத்தில் இருந்தாலும்.. வயிறு உப்பி பொன்னிறத்தில் புசுபுசுவென இருக்கும். சுற்றிலும் வட்டம் சுருங்கிய ஏறி இறங்கும் சிறு சிறு கோடுகளால்...- எண்ணையில் உடல் சுருங்குகையில் ஏற்படும் சமநிலை அது- சப்பலிந்த பந்து போல அப்படி ஒரு உள் கனம் அது. உள்ளங்கையில் பொது பொதுவென கிடக்கும் இனிப்பு கிடங்கு எனலாம். எள் தூவிக் கிடக்கும்... அடுத்த மெல்லுக்கு ஆவி பறக்கும். கையில் ஒட்டும் எண்ணெய் பிசுக்கே... கச்சாயம் தின்றதற்-கான சாட்சி. பொன்னிறத்தில் பொரிந்து போண்டாவுக்கும் வடைக்கும் இடையே ஏலியன் தட்டு போல வந்து விழும். கனமற்ற சுற்று. நடுவே கனம் பூத்த முத்து.

மைதாவில் பழம் சேர்த்து சர்க்கரை கலந்து முட்டை ஊற்றி ஏலக்காய் போட்டு கொஞ்சமாக நீர் விட்டு... கெட்டியாகவும் இல்லாமல்... தண்ணியாகவும் இல்லாமல் பிசைந்து... எடுத்து எண்ணைக்குள் போட்டால் வழுக்கிக் கொண்டும் போக கூடாது. போக அடமும் பிடிக்க கூடாது. மெல்ல மெல்ல வழிந்து கொண்டே விடுபட வேண்டும். அப்படி ஒரு பதமே அதன் பொறிதலுக்கான புரிதல்.

கிட்டத்தட்ட வடையை எண்ணைக்குள் விடும் லாவகம் தான். இதில் இனிப்பு இருப்பதால் கொஞ்சம் கூடுதல் அழுத்தம் இருக்கும். அந்தப் பதத்தின் தீர்வு எண்ணைக்குள் பொறிபட்டு எழும்புகையில்.... சுற்றிலும் மொறு மொறு சிறு சிறு புள்ளி கோடுகளுமாக... நடுவே உப்பி... பொது பொது மேடுமாக... உள்ளே லேயர் லேயராக பார்ம் ஆவது தான் அதன் அற்புத வெளிப்பாடு. அது அதுவாகவே நிகழ... மாவு பிசைதலில் இருக்கும் வேலைப்பாடு மிக முக்கியம். சப்பாத்திக்கு சாத்துவது போல கூடாது. சாப்டாக நீரை சலிப்பது போல இருக்கட்டும். எண்ணைக்குள் சங்கு சக்கரம்

சுழல்வது போல ஒரு காட்சி மயக்கம் வருவதை கவிதைக்காரன்கள் கண்டு பிடிப்பான்கள்.

கவிக்குயிலுக்கு கச்சாய பாப்பா என்றொரு பேரே அவர்கள் வீட்டில் இருக்கிறது. அத்தனை பிடித்த இனிப்பு அது.

நானும் சிறுவயதில் பாட்டி சுடும் கச்சாயத்தை சுட சுடவே சூடு பறக்க தின்றிருக்கிறேன். காலத்தின் ஓட்டத்தில் இனிப்பில் நாட்டம் இல்லாமல் போனதால் பெரிதாக ஈர்ப்பு இன்று இல்லாமல் இருக்கலாம். ஆனால் அதன் சுவை அடிநாக்கில் இருப்பதை எண்ணுகையில் உள்ளிருக்கும் சிறுவன் சமையலறைக்குள் எட்டி எட்டி பார்க்கிறான். இந்த மாதிரி இனிப்போ பலகாரமோ செய்கையில் சமையலறைக்குள் எட்டி எட்டி பார்ப்பது... சும்மா சும்மா போயி வருவது என... அது ஒரு பிடிபடாத பண்டிகை நாள் பரபர. இது ஒரு இனிப்பு வெடி.

18. கல்யாணம் காத்திருக்கிறது

செட்டில் ஆகி விட்டு தான் திருமணம் செய்வேன் என்று யோசிக்காதீர்கள். வாழ்வில் செட்டில் என்று ஒன்று கிடையாது. ஆசைகள் தான். அது ஒன்றிலிருந்து ஒன்று தாவிக்கொண்டே இருக்கும் இயல்புடையது. போகிற போக்கில் வாழ்க்கை என்னவென்றும் புரிந்து கொள்ள வேண்டும். அதன் போக்கில் வாழ்ந்து விடவும் வேண்டும். முப்பது வயதுக்குள் பிறக்க வேண்டிய பிள்ளைகளை பெற்றுக் கொள்ள வேண்டும். அது தான்.... வளர்ந்து அது பெரிதாவதற்கும் பெரிதாக இருக்கும் பெருசுகள் கிழடாவதற்குமான சமநிலை.

மாப்பிள்ளை அமைய மாட்டேங்குது.. பொண்ணு கிடைக்க மாட்டேங்குது.. என்பதெல்லாம் உள்ளே இருக்கும் பேராசைக்கு தீனி கிடைக்காமல் போட்டுக்கொள்ளும் முகமூடி. பெற்றோர்களை சொந்தக்காரர்களுக்கு முன் மாப்பிள்ளைக்கும் பெண்ணுக்கும் பிச்சை எடுக்க விட்டு விடக்கூடாது. யாரைப் பார்த்தாலும்... பையனுக்கு பொண்ணு

வேணும்... பொண்ணுக்கு பையன் வேணும் என்று கேட்க செய்தல் பரிதாபமான செயல். பல பெற்றோர்கள் மற்ற திரு- மணங்களுக்கு செல்வதே தங்கள் பிள்ளைக்கு வரன் பார்க்க தான் என்பது கசந்தாலும் உண்மை.சொந்தத்துல அப்படியே வெறி கொண்டு தேடுவது... நண்பனுடைய நண்பன் அது- வும் நம்ம சனங்களா பார்த்து பார்த்து பொறி வைப்பது எல்- லாமே மசாலா படங்களுக்கான ஸ்கிரிப்ட் மாதிரியே இருக்- கிறது. அடுத்து அந்த மோனி இந்த மோனி என்று பல மோனிகளில் பெயர்களை பதிந்து விட்டு விலை போகாத பாவனைகளோடு பரிதாபமாக காத்துக் கொண்டிருப்பது.... ஐயோ பாவம் எனத் தோன்ற செய்யும் வாழ்க்கை முறை. அங்கு சரியான ஆள் கிடைத்து விட்டால் பரவாயில்லை. இல்லை என்றால் அப்படி கிடைக்காத ஆட்களின் மன உளைச்சலை அறிவோம்.

ஜோஸ்யகாரரிடம் சென்று தன் பிள்ளைக்கு தானே ஆப்பு வைத்த பெற்றோர்களை அறிவோம். 50 வயது முறுக்கில் நான் சொல்றது தான் சட்டம் என்று எகிறி விட்டு 65 வயது தளர்ச்சியில் புள்ள பேச்சை கேக்காம போய்ட்டமே என்று வருந்தி விட்டு ஒதுங்கி கொள்வார்கள். ஒத்தை வாழ்க்கை சோலி முடிஞ்சு சொட்டையாகி செல்- போன் நோண்டிகிட்டே இருக்க வேண்டியது தான்... பையன். புள்ள நிலைமை இன்னும் மோசமாகி ஏற்கனவே இங்க இருக்கற தனி மனுஷி பிரச்சனையில்.. இதுவும் சேர்ந்து மன உளைச்சல் போட்டுத் தாக்கும். தனக்கு கிடைத்த ஒரே ஒரு வாழ்வை தான் முடிவு செய்யாமல் யாரையோ செய்ய விட்டு வேடிக்கை பொருளாய் சர்க்கஸ் கோமாளி போல நிற்பதெல்லாம் படித்தவர் செய்யும் காரி- யமா. இதற்கு படிப்பறிவே இல்லாத நண்பர்கள் கூட இதயம் காட்டும் வழியில் சென்று மனதுக்கு பிடித்த வாழ்வை அமைத்துக் கொள்கிறார்கள். இத்தனை படித்தது ஈகோ மனிதராய் ஆவதற்குதான் என்றால் அந்த படிப்பை அரை- குறையாக கொண்டதாகத் தானே அர்த்தம். அரைகுறை எதற்கும் உதவாது. திருமணத்துக்கும் உதவாது. (சரியான

வயதில் வீட்டில் பார்த்து- பெண்/ மாப்பிள்ளை - உங்க-ளுக்கும் பிடித்து விட்டால்.. இந்தக் கட்டுரைக்கு அவசியமே இல்லை.)

சொந்தக்காரர்களிடம்... தெரிந்தவர்களிடம்... ஊர்க்காரர்-களிடம் வரன் பிச்சை எடுக்க வைப்பது போல இயலாமை ஒன்றுண்டோ. ஏழரை கழுதை வயசு ஆச்சு. தனக்கான துணையை தேர்ந்தெடுக்க முடியல... தெரியலனா... என்ன-தான் புரிஞ்சுது இந்த வாழ்க்கைல. காக்கா குருவி நாய் கூட தன் ஜோடியா சரியா தேர்ந்தெடுக்குது. இங்க மனுஷன்... எங்க அக்காவுக்கு பிடிக்கல.. ஆயாவுக்கு பிடிக்கல... ஒன்னு விட்ட பெரியம்மாவுக்கு பிடிக்கல.. ஏன் எங்கம்மா-வுக்கே பிடிக்கலனு மொட்டை மரமாவே நின்னுகிட்டு இருக்-கான்.

அப்பா அம்மா தெய்வங்கள் தான். மாற்றுக்கருத்து இல்லை. ஆனால் திருமணம் என்பது தனி மனித அணுகு-முறை... தான் என்ற உணருதல் சார்ந்தது. அதில் யாருக்-கும் பங்கில்லை. குடும்பத்தையும்... திருமண வாழ்வையும் போட்டு குழப்பிக் கொள்ளும் குளறுபடி இது. அண்ணனுக்கு நடந்தால் தான் நான் செஞ்சுக்குவேன்னு தம்பி காத்திருத்தல் அன்பு பாசம் விட்டுக்கொடுக்காத உறவு... எல்லாம் சரி. ஆனால் அண்ணன் செட்டில் ஆகிட்டு தான் பண்ணு-வேன்னு 38 வயசுல இருந்தா.. செட்டில் ஆன 30 வயசு தம்பி என்ன பண்றது. திருமணம் என்பது தனிமனித மனசு சார்ந்த கட்டமைப்பு. அதன் மூலமாக இரு குடும்பங்கள் இணைகிறது எல்லாம் சரி தான். ஆனால் தினமும் ரத்தமும் சதையுமாக இருக்க போவது அந்த இரண்டு பேர் மட்டுமே. ஆக அதற்கு தான் முன்னுரிமை. மற்றவைகள் இணைப்பு-கள் தானே தவிர என்ஜின் கிடையாது.

ஆக... கல்யாண ஆசை / தேவை இருப்பவர்கள்... சரியான வயதுக்குள் கல்யாணம் செய்து கொள்ளுங்கள். காரண காரியங்களுக்கு காத்திருக்க தேவையில்லை. கஷ்-டம் யாருக்கு தான் இல்லை. அதை கல்யாணத்தோடு ஏன் குழப்பிக் கொள்ள வேண்டும். ஊருக்கே சோறு போட்டு கல்-

யாணத்தை நிரூபிக்க... பணம் இருந்தால் சரி. இல்லாதவர்கள்.. நாலு நண்பர்களோடு... நெருங்கிய சொந்தங்களோடு... எந்த சாமி முன்னும் பண்ணிக்கொள்ளலாம். எந்தக் குறையும் இல்லை. எந்த தலை குனிவும் இல்லை. எப்படி பார்த்தாலும் அவரவர் வாழ்வு தான் அவரவர்க்கானது. மற்றவர் போல இருக்க இன்னொருவருக்கு தேவை இல்லை.

மீண்டும் சொல்வது...செட்டில் என்று ஒன்று கிடையாது. சாவதைத் தவிர. பெண் கிடைக்கவில்லை மாப்பிள்ளை கிடைக்கவில்லை என்று புலம்புவதை விட்டு.. தனக்கான ஆளை கண்டு பிடியுங்கள். காதலியுங்கள். அது ஆதி முறை. இன்றைய கால அறிவுக்கு ஏற்று... தனக்கான சரியான ஆளை... மூளை கொண்டு கண்டடையுங்கள். பிறகு இதயம் தன் வேலையைச் செய்யும்.

காதல்னு ஒன்னு கிடையாது. எல்லாமே இரு பக்க தேவை தான் என்ற அறிவியலின் கூற்றுப்படியும்... தன் உள்ள தேவைக்கு பொருத்தமான ஆளை... தன் உடலுக்கு இணையான ஆளை... தன் ரசனைக்குத் தக்க ஆளை... தன் நோக்கத்துக்கு பலமான ஆளை தேர்ந்தெடுப்பது... அதன் பிறகு பேசி பழகி அன்பை வளர்த்துக் கொள்வது.. பிணைப்பை ஏற்படுத்திக் கொள்வது... பிடியை இறுக்கிக் கொள்வது... உயிரை பரிமாறிக்கொள்வது... அது காதலாய் ஊற்றெடுக்க அனுமதிப்பது... அதன் பிறகான உறவில் பிறகு விரிசல் விழ வாய்ப்பில்லை. ஈகோ விட்டொழிய... இதயங்கள் பேசும்.

இத்தனை வருட வாழ்க்கையில ஒருத்தி கூடவா ஒருத்தன் கூடவா தன்னை புரிஞ்சுக்காம இருப்பான். எத்தனை நண்பர்கள் இருந்திருப்பார்கள். அதில் ஒருவர் கூடவா தனக்கான ஆளாய் இருக்க மாட்டார்கள். ஆக... காதலை கொள்ளாமல் இருக்க... என்னவோ தடுக்கிறது. அது ஸ்டேட்டஸ் ஆக இருக்கலாம். சாதியாக... மாதமாக இருக்கலாம். வீட்டுக்கு பிடிக்காது என்ற முரட்டு பிடிவாதமாக இருக்கலாம். மேற்சொன்ன எதுவுமே 50 வருட காலம் கூட வரும் இணைக்கு கேரண்டி தராது. மனதுக்கு பிடித்த...

இதயம் ஒப்புக்கொண்ட... மூளை வாங்கி கொண்ட துணையே துணை. அதற்கு காதலிப்போம்.

திருமணம் வேண்டாம் என்று ஒதுங்கி இருப்பவர்களுக்கு இந்தக் கட்டுரை இல்லை. அதே போல கசப்பதற்கு காதல் திருமணமோ.. கட்டாயத் திருமணமோ... கலந்து பேசிய திருமணமோ... எல்லாம் ஒன்றுதான். கசப்படிக்காமல் இருக்க கற்றுக் கொள்ள காதலே சிறந்த வழி. அது எந்த கல்யாணத்துக்கும் பொருந்தும். பிள்ளைங்க நல்லதுக்குதான்னு சொல்லியே அவர்களின் வயதை ஓட்டி விட்ட குடும்பங்களையும் அறிவோம். பெற்றோர்களை சங்கடப்படுத்தி இங்கு ஒன்றும் இல்லை. ஆனால் அவர்களின் அறியாமையை சுட்டிக்காட்டும் பொறுப்பு பிள்ளைகளுக்கு இருக்கிறது.

19. வீடென்பது தூசுகளின் கூடாரமா?

எது தேவையோ அவைகளைத் தேடிப் பிடித்து வாங்கலாம். அது தேவை என்ற கனத்தின் அடிப்படையில் அதன் கண்டடைவு அழகாய் மாறும். எந்தப் பொருள் உபயோகமற்று இருக்கிறதோ.. அந்தப் பொருள் ஒரு முடக்கத்தை கொண்டிருக்கிறது என்று அர்த்தம். அதனுள் உழைப்போ... அதன் தொழில் நுட்பமோ.. பணமோ முடங்கி இருக்கிறது. யாருக்கோ இயல்பாய் கிடைக்க வேண்டிய ஒரு பொருளை அதீத ஆசை கொண்ட இன்னொருவர் கிட்டத்தட்ட பதுக்கி வைத்தல் தான் அது.

வாங்கும் சக்தி இருக்கிறது என்பதற்காக... தேவையற்ற பொருட்களை வாங்கி குவிப்பது பகட்டுக்கும்... பக்கத்து வீட்டுக்குமான பொருத்தனை. அது நமக்கான தேவைக்கு ஒரு பொருட்டும் ஆகாது.

ஒரு பாட்டு கூட இருக்கும். "யானையைப் போல பூனையும் தின்னால் ஜீரணம் ஆகாது..." என்று. அப்படி யாருக்கு என்ன வேண்டுமோ அவருக்கு தான் அது நிறைவு. மற்றபடி காசு விரயம். இடத்தை அடைத்துக் கொள்ளும் சிக்கல்

இருக்கிறது. ஒரு பொருளை வாங்கினால் அதை உபயோ-கப்படுத்தும் நோக்கில் அதன் உற்பத்தி திறனைக் கையாள வேண்டும். ரெண்டு வருஷம் கழித்து உபயோகம் ஆகும் என்று இப்போது வாங்கி வைப்பது வடிகட்டிய பேராசைத்-தனம். மேலும் செயல்படாத தொழில்நுட்பம் தன் கால திறனை இழக்கிறது.

மேலாண்மையில் JIT (Just In Time) என்று ஒரு நுட்பம் படித்திருக்கிறோம். எப்போது எது தேவையோ அதற்கு அப்போது ஆர்டர் போட்டு வாங்குவது. சீமையில் கிடைக்காத கடைச்சரக்கு என்று ஒன்று இந்த காலத்தில் இல்லையே. இந்தக் கடையில் இல்லை என்றால் அந்தக் கடையில் கண்டிப்பாக இருக்கும். தேவைக்கு தேடலாம். ஆசைக்கு தேக்கி வைத்தல்... பண முடக்கம். கூட இட முடக்கம். முடை நாற்றம் வீட்டுக்குள் அடித்தால்... காரணம் இப்படி சேர்ந்து கொண்ட பொருள் குப்பைகள் தான். வீடென்பது விசாலமாக இருக்க இருப்பது. மூலை மூலைக்கு அட்டைப் பெட்டிகளை அடுக்குவது... மூட்டை முடிச்சு-களை கழிப்பது என்று இல்லை. பல சமையலறைகள்... பாத்திர குடோன்களாக இருக்க காரணம் எது. ரெண்டு பேர் சாப்பிட எட்டு பாத்திரங்கள் முன்னே கடை பரப்பி இருக்-கும். சமையல் பற்றிய மேலாண்மை தெரியவில்லை என்று தான் பொருள்.

இன்னும் பல வீடுகளில் ஒரு கூத்து நடக்கும். எந்தப் பொருள் வாங்கி வந்தாலும்.. அதன் அட்டைப்பெட்டியை அதாவது கவரை வெளியே வீச மாட்டார்கள். செருப்பு வாங்கி வந்த அட்டைப்பெட்டியை அடுக்கி வைத்து அழகு பார்ப்பார்கள். பொக்கிஷம் போல கட்டிலுக்கடியே... பீரோ சந்தில்... வராண்டா இடுக்கில் என்று சொருகி வைக்க... சும்மா போட்டு வைக்க... அது ஒரு வியாதி என்றே தெரி-யாமல் தொடர்ந்து செய்து கொண்டிருப்பார்கள். அது சிறுக சிறுக சேர்ந்து குப்பைக்கு பொக்கே வைத்தது போல ஒரு கட்டத்தில் தூசுப்படலமாய் சேர்ந்து ஒரு தீபாவளி... அல்லது போகி பொங்கல் என்று நாலு நாள் வேலையாகிப் போகும்.

வீட்டில் கூர்ந்து கவனித்தால்... தேவையான பொருட்களை விட தேவையில்லாத பொருள்களே அதிகம் அடைத்துக் கொண்டிருப்பதை கவனிக்கலாம். கரப்பானுக்கு கூடு கட்ட.. கரையானுக்கு வீடு கட்ட... சிறு சிறு பூச்சிகளின் சித்தி-ரக்கூடுகளாய் அவைகள் மாறி இருக்க... இருக்கும் பிரச்-சனைகளில் இதுவும் சேர்ந்து கொல்வதை... பெரும்பாலும் சந்தித்தே இருப்போம்.

இதெல்லாம் எனக்கு பிடிச்ச ட்ரெஸ் என்று சொல்லு-பவர்களை ஆச்சரியமாய் பார்க்கத் தோன்றும். பிடிக்காமல் ஒரு ட்ரெஸ்ஸை எப்படி வாங்கி இருக்க முடியும். வேண்டாத ஆடைகளை கழித்து விட மனம் வரவே வராது. அது பீரோவில் இடத்தை அடைகாத்துக் கொண்டிருக்கும். அதற்-கான உபயோகம் இல்லாமல் போய்... வெகு நாட்களாகி இருக்கும். ஆனாலும் அதன் மீது கொண்ட ஆசை... இதயத்தை சுருக்கி பீரோ மூளைக்குள் கொண்டிருக்கும். ரிசல்ட்... இடப்பற்றாக்குறை.

புதிய டிஸ் - ஐ மாற்றி விட்டு... பழைய டிஸ் -ஐ அவனிடமே தருவதற்கு மனது வராது. அது அப்படியே ஒரு மூலையில் கிடந்து மழைக்கும் வெயிலுக்கும் மன்றாடி... பாசத்திற்கும் வெயில் வாசத்துக்கும் இடையே ஒரு கனத்த சுமையாக கிடக்கும். அதனடியே சிறு சிறு பூச்சிகளின் கூடாரம் அமைந்து விட வழி கொடுக்கும்.

பழைய ஒயர்களை வீச மனம் வராது. பழைய செருப்புகளை கழற்றி விட மனம் வராது. கலைச்சேகரிப்பு வேறு. களை-களை சேகரித்துக் கொண்டிருத்தல் வெற்று. வீட்டில் எங்கு சந்து இருக்கிறதோ அங்கு ஒரு பொருள் அடைத்துக் கொண்டிருக்கும். ஜன்னல் கம்பிகளுக்கிடையே செருகி வைக்காத பாலிதீன்கள் உண்டா. மரச்சாமான்கள் இருந்தால் அங்கே மறதி சாமான்கள் இருக்கும் என்று பொருள்.

பூந்தொட்டிகள் வளர்ப்பது கலை. ஆனால் வெறும் தொட்டிகளை வாசலில் கிடத்தி விட்டு அதை அப்படியே விட்டு விடுவது கொலை. நம்மால் முடிந்தால் ஒன்றைச் செய்ய முயல வேண்டும். ஆசைக்கு ஆரம்பித்து விட்டு

பிறகு அம்போவென விட்டு அதையும் குப்பையாக்கும் வல்லமை வாழ்க்கைக்கு ஆகாது. வேஸ்டுகளில் கலைப்பொருட்கள் செய்கிறவர்கள் இருக்கிறார்கள். அதற்கு கற்பனை பெருக்கெடுக்க வேண்டும். சராசரி வாழ்க்கைக்குள் இருப்போர்.. வேஸ்டுகளை சேகரித்து வைத்து வீட்டை பெருக்கியே தீர்ந்து விடக் கூடாது.

நாள்பட்ட செய்தித்தாள்களை சேகரித்து வைக்கும் நோக்கம் என்னவாக இருக்கும். அது பழுப்பு நிறமாகி... பேப்பர் பூச்சிகள் ஊர்ந்து... தூசுப்படலம் சேர்ந்து... சுவாச அலர்ஜிக்கு கொண்டு போய் விட்டாலும்... அதில் ஒரு தேர்ந்த சேகரிப்பு நடந்தபடியே இருக்கும்.

சின்ன சின்ன பொருட்களை கூட உபயோகம் இல்லை என்றாலும் வெளியே கொடுக்க... வீசி எறிய மனம் வராத போக்கை எப்படி அணுகுவது. சரி எல்லாமே காசு தான். அதற்கு பொருட்களை வீட்டுக்குள் அடைத்து விட்டு மனிதர்களை ஹாலில் போடும் தத்துவம் என்ன வகை வீட்டு மேம்பாட்டு திட்டம்.

20. கொள்ளைக்காரர்கள், காட்டின் பாதுகாவலர்களாக மாறிய கதை

- சிதம்பரம் இரவிச்சந்திரன்

தொடர்ச்சியாக மரம் கொள்ளையடிக்கப்பட்டிருந்த பெரியாறு புலிகள் சரணாலயத்தில் இன்று அப்படி ஒரு சம்பவம் பேருக்குக் கூட நடப்பதில்லை. அந்த இடத்தை சுற்றியிருக்கும் காட்டைப் பாதுகாக்க அன்று சில வனத்துறை அதிகாரிகள் மேற்கொண்ட ஆக்கப்பூர்வமான செயல்களும், மறுவாழ்வுத் திட்டங்களுமே இதற்குக் காரணம். வயனா கலெக்டர்ஸ் என்றும் விடியல் என்றும் கேட்டால் அந்த சரணாலயம் நடுங்கிய ஒரு காலம் இருந்தது. அவர்களுடைய கோடாரிகளின் கூர்மையில் அன்று காட்டில் மூச்சை இழந்து விழாத மரங்களே இல்லை.

அவர்களுக்கு முன்னால் அடிபணியாத வனத்துறையினரும் அன்று இல்லை. ஆனால் இதெல்லாம் இப்போது பழங்கதை. இன்று இவர்கள் இதே காட்டின் காவல்காரர்கள். இன்று இவர்களின் கண்ணில் மண்ணைத் தூவி யாரும் காட்டிற்குள் காலெடுத்து வைக்க முடியாது. ஒற்றை மரத்தையும் அசைக்கக்கூட முடியாது. சில வனத்துறையினர் மேற்கொண்ட நேர்மறை தலையீடுகளும் மறுவாழ்வு திட்டங்களுமே கொள்ளைக்காரர்களாக இருந்த இவர்களை காட்டின் காவல்காரர்களாக மாற்றியது.

அன்று தேக்கடியில் வனத்துறை அதிகாரியாக இருந்த பென்னிச்சன் தாமஸ் என்பவரின் தலைமையில் முன்னாள் வயனா/கலெக்ட்டர்ஸ்என்ற பெயரில் ஒரு அமைப்பு தோற்றுவிக்கப்பட்டது.வயனா என்றால் வாசனையுள்ள இலைகளுடன் கூடிய ஒரு மரம். இந்த மரத்தின் பட்டையை செதுக்கி கடத்திக் கொண்டு போய் விற்ற குழுவை நல்வழிப்படுத்தி, மறு வாழ்வு கொடுத்த அமைப்பு என்ற பொருளிலேயே இவர்கள் முன்னாள் (எக்ஸ்) வயனைகள் என்று அழைக்கப்படுகின்றனர்.

இந்த அர்த்தத்திலேயே இவர்களுக்கு எக்ஸ் வயனை/ கலெக்ட்டர்ஸ் என்று வனத்துறை பெயரிட்டது. காட்டில் நடக்கும் கொள்ளையைத் தடுக்க கொள்ளைக் கூட்டத்தில் இருந்து மனம் திருந்தி வந்த மனிதர்களே இதன் உறுப்பினர்கள்.

காட்டில் இவர்களுக்கு தெரியாத வழிகள் இல்லை. மரம் வெட்ட எந்த வழியாக கொள்ளைக் கூட்டம் வரும் என்றும், வெட்டிய பிறகு அவர்கள் எந்த வழியாக காட்டைவிட்டு வெளியில் போவார்கள் என்றும் இவர்களைக் காட்டிலும் நன்றாகத் தெரிந்தவர்கள் வேறு எவரும் இல்லை.

ஆனால் இப்படி செய்வது தவறாகாதா? திருடன் கையிலேயே கருவூல சாவியைக் கொடுப்பது போல் இல்லையா இது? என்று பல கேள்விகள் எழுந்தன. ஆனால் இந்த விமரிசனங்களைக் கேட்டு வனத்துறையினர் மனம் தளரவில்லை. அவர்கள் எக்ஸ் வயனைகளை காட்டை கொள்-

ளையடிப்பவர்களுக்கு எதிராக செயல்படும் பலம் பொருந்திய போராளிகளாக மாற்றினர். இது 1996ல் நடந்தது. காட்டைக் கொள்ளையடிப்பதைத் தடுப்பது தவிர அவர்கள் வாழ வழி காண உதவும் மறுவாழ்வுத் திட்டங்களுக்கு முக்கியத்துவம் கொடுக்கப்பட்டது.

கேரளாவில் இருந்து 23 பேர் அன்று மைய நீரோட்டத்துக்கு கூட்டிக் கொண்டு வரப்பட்டனர். தேக்கடியில் டைகர் ட்ரையல் என்ற நிகழ்ச்சியின் கீழ் பயணிகளுக்குத் துணையாக காட்டில் அவர்களுடன் சேர்ந்து செல்லும் வேலையே இவர்களுக்கு முதலில் கொடுக்கப்பட்டது. எக்ஸ் வயனைகள் அவர்களுடைய புது வாழ்வுடன் முன்னோக்கிச் சென்றனர். காட்டில் மரம் கடத்தப்படுவது முடிவிற்கு வந்தது. ஆனால் இதோடு பிரச்சனைகள் தீர்ந்து விடவில்லை. ஒரு பக்கம் வயனை கடத்தல் முடிவுக்கு வந்தபோது மற்றொரு பக்கம் சந்தனக் கடத்தல் ஆரம்பித்தது.

தமிழ்நாட்டில் இருந்து வந்த கூட்டமே இதற்குப் பின்னால் செயல்பட்டது. அருவி என்பவனே இவர்களின் தலைவனாக இருந்தான். இவர்கள் வனத்துறையினருக்கு தலைவலி கொடுத்துக் கொண்டிருந்த சமயத்தில்தான் அதிகாரி பிரமோத் ஜி, ராஜ் கே பிரான்சிஸ் ஆகியோர் தேக்கடிக்கு வந்து சேர்ந்தனர். மரம் வெட்டும் கூட்டத்தைப் பிடிக்க வேண்டிய பொறுப்பு இவர்களிடம் ஒப்படைக்கப்பட்டது. மங்களாதேவி கோயிலுக்குச் செல்லும் வழியில் கரடிக் கவள என்ற இடம் உள்ளது. வெட்டப்படும் சந்தன மரங்கள் இந்த வனப்பாதை வழியாகவே அதிகமாகக் கடத்தப்பட்டன.

இரவு நேரங்களில் யாருடைய கண்ணிலும் படாமல் மின்னல் வேகத்தில் கொள்ளையர்கள் காட்டிற்குள் நுழைவார்கள். ஓசைப்படாமல் மரத்தை வெட்டிக்கொண்டு போவார்கள். இதுதான் இவர்களின் நடைமுறை. வெட்டப்பட்ட மரங்களுக்கு கிலோகணக்கில் விலை நிச்சயிக்கப்பட்டது. ஒரு மரத்தை வெட்டி தேவைப்படுவோருக்கு கொண்டு போய் கொடுத்தால் அன்று 15,000 முதல் 25,000 ரூபாய் வரை கிடைக்கும்.

கைது செய்யப்படமுடியாத ராஜாக்களாக காட்டில் ஆட்சி செலுத்திய இவர்களை எப்படி பிடிக்கலாம் என்பது பற்றி வனத்துறையினர் ஒரு திட்டத்தை வகுத்தனர். 2003ல் நடைமுறைபடுத்தப்பட்ட இந்தத் திட்டத்தின் பெயர் சீட்டா. எக்ஸ் வயனை உறுப்பினர்கள் காட்டில் மின்னல் வேகத்தில் பயணிக்கும் திறன் பெற்றவர்களாக இருந்தார்கள். அருவியைப் பிடிப்பதே திட்டத்தின் முக்கிய நோக்கம். அந்த சமயத்தில் தமிழ்நாட்டில் ஸ்டான்லி என்று ஒரு போலீஸ் சர்க்கிள் இன்ஸ்பெக்டர் இருந்தார். இவரை ராஜ் கே பிரான்சிஸ் நேரில் சென்று பார்த்தார்.

அப்போது கொள்ளைக்காரர்களைப் பிடித்து அவர்களுக்கு மறுவாழ்வு கொடுக்கும் திட்டம் உருவாக்கப்பட்டது. இதற்கு இடையில் தமிழ்நாட்டில் கொள்ளைக்கார குழுவில் இருந்த முருகன் என்ற ஆளிடம் இருந்து சவால்கள் எழுந்தன. இவர்களுக்கு சீட்டாடும் பழக்கம் உண்டு. ஒரு முறை அது கண்டுபிடிக்கப்பட்டது. தமிழ்நாடு காவல் துறையினர் என்று நினைத்து கேரளக் குழுவை பார்த்த அவர்கள் தப்பியோடினர். அந்த குழுவில் முப்பது பேர் அளவிற்கு ஆட்கள் இருந்தனர். பிறகு, வந்தது கேரள காவல்துறையினர் என்பதை அவர்கள் புரிந்து கொண்டனர்.

இந்நிலையில் பிரான்சிஸிற்கு ஒரு போன் வந்தது. "தைரியம் இருந்தால் நேரில் வரச் சொல்லி" வர வேண்டிய இடத்தையும் பேசிய ஆள் சொன்னான். பிரான்சிஸ் அதற்கு ஒத்துக்கொண்டார். ஸ்டான்லிக்கும் தகவல் தரப்பட்டது. முருகன் பிடித்து வைக்கப்பட்டிருந்தான். இந்த நடவடிக்கைகளில் ஸ்டான்லி முக்கிய பங்காற்றினார். விலை மதிப்பு மிகுந்த மரங்களை வெட்டும்போது கொள்ளைக்காரர்கள் கைது செய்யப்படுவர். தண்டனை முடிந்து ஒவ்வொரு தடவையும் இவர்கள் வெளியில் வரும்போது அடுத்த கொள்ளையை நடத்துவார்கள்.

ஒரே ஆள் இந்த குற்றத்திற்காக ஐந்து முறை வரை தண்டனை விதிக்கப்பட்டிருக்கிறான். ஒரே ஆளை பல

முறை கைது செய்யும் நிலை வந்தபோது இவர்கள் ஏன் தொடர்ந்து இவ்வாறு செய்கின்றனர் என்ற சந்தேகம் காவல்-துறையினருக்கு ஏற்பட்டது. தமிழ்நாட்டில் இவர்களுக்கு எதிராக ஒரு போக்கு இருந்தது. கூலி ஆளை யாரும் மதிப்-பதில்லை. சடங்குகள் எதற்கும் இவர்கள் அழைக்கப்படுவ-துமில்லை. குடிக்க தண்ணீர் கூட கொடுக்க மாட்டார்கள். இதனால் மன அழுத்தத்திற்கு உள்ளான இவர்கள் செய்து வந்த தொழிலைக் கைவிட்டுவிட்டு யானைத் தந்தம் கடத்-துதல் போன்றவற்றை செய்து நிறைய பணம் சம்பாதிக்க ஆரம்பித்தனர்.

கூலி வேலை செய்து வாழ்க்கையை முன்னோக்கி கொண்டு செல்ல முடியாத நிலை ஏற்பட்டது. இதனால் இவர்கள் இத்தகைய குற்றச்செயல்களில் ஈடுபட்டனர். “உங்-களுக்கு வேலை கிடைத்தால் நீங்கள் கள்ளக்கடத்தலை நிறுத்துவீர்களா?” என்று கேட்கப்பட்டது. அவர்கள் சம்ம-தித்தனர். இதுவே விடியலின் ஆரம்பம்.

அருவி என்ற கொள்ளைக்காரனுடைய தம்பி நீரில் மூழ்கி உயிரிழந்தான். தமிழ்நாடு காவல்துறையினர் வந்தார்-கள். அறிக்கை எழுத பெயர் கேட்டபோது சகோதரனுடைய பெயருக்குப் பதில் அருவி தன் பெயரைச் சொன்னான். இதனால் போலீஸ் ஆவணங்களில் அருவி இறந்து போன-வனாக ஆனான். இதனால் அருவி உயிரோடு இருக்கி-றான் என்பதற்கு எந்த ஒரு சாட்சியும் இல்லாமல் போனது. முப்பது ரூபாய்க்கு மரத்தை வெட்டி விற்றுக் கொண்டிருந்த காலம் முதல் ஒரு மரத்திற்கு முன்னூறு ரூபாய்க்கு விற்கும் காலம் வரை அருவியைப் பிடிக்க முடியவில்லை. பாறை-களைப் பிடித்துக்கொண்டு ஏறி இறங்கும் திறனும், மின்னல் வேகத்தில் ஓடும் ஆற்றலும் அருவிக்கு இருந்தது.

அருவி குட்டையாக இருந்ததால் மரத்தை கொள்ளைய-டிப்பவர்களுக்குப் பின்னால் அவன் இருப்பதை போலீசாரால் கண்டுபிடிக்க முடியவில்லை. விசாரணை செய்ய தமிழ்நாட்-டிற்குச் சென்ற கேரள காவல் துறையினரிடம் அவன் இறந்-

துவிட்டான் என்று கிராம அலுவலர் கூறினார். அப்படி ஒரு ஆள் உயிரோடு இருக்கிறான் என்பதை நிரூபிக்க கேரள காவல்துறைக்கு ஒரு ஆவணமும் இல்லை. இதில் உண்மையை அறிய காவல் துறையினர் சீட்டா என்ற ஒரு குழுவை அமைத்தனர். 1980களில் இது நடந்தது.

அருவியின் நடமாட்டங்களைப் புரிந்து கொள்ளவும் அவனுடைய மறைவிடத்தைக் கண்டுபிடிக்கவும் ஆறு மாதங்கள் ஆயின. வனத்துறை அதிகாரி செபாஸ்டியன் தலைமையில் குழு அமைக்கப்பட்டது. கொள்ளையர்கள் பல குழுக்களாக காட்டில் நுழைவர். வனத்துறையினரின் கையில் ஒன்றிரண்டு குழுவினர் மாட்டிக் கொள்ளும்போது மற்றவர்கள் மரத்தை வெட்டி முடித்து விடுவார்கள். மரம் வெட்ட வருபவர்களுக்கு குட்டையான கால்சட்டையே அடையாள உடை.

இவர்கள் உடம்பு முழுவதும் க்ரீஸ் அல்லது மோரை தடவிக் கொண்டிருப்பார்கள். காட்டில் அட்டை உடம்பில் ஏறி பிடித்துக்கொண்டு இரத்தம் குடிக்காமல் இருக்க விளக்கெண்ணையுடன் ஆரோட்டு மாவையும் கலந்து பூசிக் கொண்டிருப்பார்கள். வனத்துறையினர் பிடித்தால் வழுக்கி அவர்கள் பிடியில் இருந்து நழுவி தப்பித்து விடுவார்கள். சிறிய மரம் வெட்டப்படுகிறது என்றால் வெட்டப்பட்டவுடன் அதை தாங்கிப் பிடித்து சத்தம் போடாமல் கீழே இறக்கி தரையில் வைப்பார்கள். குழுவில் இருப்பவர்கள் எல்லோரும் ஒரே சமயத்தில் மரத்தை வெட்ட ஆரம்பிப்பர்.

வெட்டப்பட்ட மரத்தின் நுனிப்பகுதி நல்ல வெள்ளை நிறத்தில் இருக்கும். முன்னால் செல்பவர்கள் இந்தப் பகுதியையே தூக்கிக் கொண்டு செல்வார்கள். இதை அடையாளம் வைத்துக்கொண்டு மரத்தின் பின் பகுதியை மற்றவர்கள் தூக்கிக் கொண்டு செல்வார்கள். இவை அனைத்தும் இருட்டில் நடக்கும். நிலா ஒளி இருக்கும் இரவில் மரம் வெட்ட மாட்டார்கள். பெல்ட் வாள் என்ற கருவியை இவர்கள் அணிந்திருப்பார்கள். அதன் ஒரு குறிப்பிட்ட பகுதியைத் தட்டிவிட்டால் ஒரு பிரத்யேக ஓசை கேட்கும். இந்த

ஓசையைக் கேட்டால் யானை போன்ற வன விலங்குகள் இவர்களை நெருங்காது.

ஒரு முறை அருவி காட்டிற்கு வருகிறான் என்ற விவரம் வனத்துறையினருக்குக் கிடைத்தது. அருவியால் புரிந்து கொள்ள முடியாத வகையில் நேரடியாக சென்று பிடிக்காமல் இருக்கும் விதத்தில் ஒரு திட்டம் வகுக்கப்பட்டது. அருவி சந்தன மரத்தை வெட்டிவிட்டு ஓய்வெடுத்துக் கொண்டிருந்த சமயத்தில் வனத்துறையினர் அவனைத் தாக்கினர். குழுவில் அருவியுடன் இருந்த சிலரும் பிடிபட்டனர். ஒரு சமயம் ராஜ் பிரான்சிஸ்ஸைத் தேடி ஒரு விருந்தாளி வந்தான். தண்டனை முடிந்து விடுதலையான அருவிதான் அந்த விருந்தாளி.

தன்னுடன் வேறு சிலரும் உண்டு என்றும் எல்லோருக்கும் வாழ ஒரு வழி காட்டவேண்டும் என்றும் அருவி சொன்னான். வயனைகள் என்ற திட்டம் அப்போது நடைமுறையில் இருந்ததால் இந்த குழுவினரைப் பயன்படுத்தி தமிழ்நாட்டில் லோயர் கேம்ப் பகுதியில் சுற்றுலா பயணிகளுக்கு காட்டை சுற்றிக்காட்ட காளை வண்டி பயணத்திட்டம் (Bulluck cart discoveries) என்ற பெயரில் 2002-2003 காலத்தில் ஒரு புதிய திட்டம் தொடங்கப்பட்டது. திராட்சை தோப்புகள், தென்னந்தோப்புகள், செவ்வந்தி பூந்தோட்டங்களை சுற்றிக் காட்டுவதே திட்டத்தின் நோக்கம்.

பயணச் சீட்டு தேக்கடியில் கொடுக்கப்பட்டது. பயணிகள் காளை வண்டிகள் இருக்கும் இடத்திற்கு அழைத்துச் செல்லப்பட்டனர். விடியல் என்று பெயரிடப்பட்ட இந்த அணியில் 23 பேர் இருந்தனர். வனத்துறையின் முக்கிய நீரோட்டத்தின் ஓர் அங்கமாக இவர்கள் மாறினர். முதலில் இவர்கள் வனத்துறை உயர் அதிகாரி பிரமோத் அவர்கள் முன்னிலையில் சரணடைந்தனர். தன்னார்வத்துடன் சில நல்ல உள்ளங்கள் கொடுத்த 35,000 ரூபாயைப் பயன்படுத்தி இரண்டு காளைகள் வாங்கப்பட்டன.

லோயர் பெரியாறில் இன்று பல பயணிகள் இத்திட்டத்தின் நன்மையை அனுபவிக்கின்றனர். இந்தியாவில் முதல்-

முறையாக இரண்டு மாநிலங்கள் ஒரு பிரச்சனையை ஒற்றுமையுடன் தீர்த்தனர். சந்தன மரம் கடத்தல் நிறுத்தப்பட்டதை அறிய மற்ற மாநிலங்களில் இருந்து அதிகாரிகள் கேரளாவிற்கு வந்தனர். காவலர்களாக மாறிய முன்னாள் கொள்ளைக்காரர்கள் காட்டிற்குள் சட்டவிரோதமாக நுழைபவர்களை விரட்டினர்.

ஆனால் முல்லைப் பெரியாறு பிரச்சனை பெரிதானபோது காளை வண்டித் திட்டம் கேரளாவுடையது என்று கருதி தமிழ்நாட்டில் பயணிகளுக்காக வாங்கப்பட்ட வண்டிகள் தாக்கப்பட்டன. காளைகள் அவிழ்த்து விடப்பட்டன. வண்டிகள் சில தீயசக்திகளால் தீக்கிரையாக்கப்பட்டன. பழைய கொள்ளைக்காரன் அருவி விடியல் அணியில் இருந்து பிரிந்து திருட்டுத் தொழிலுக்கே திரும்பிப் போனான். விடியல் அணியில் விரிசல் ஏற்படும் என்று அஞ்சப்பட்டாலும் அவ்வாறு நடக்கவில்லை. "தலைவர் அருவி வேண்டுமானால் போகட்டும். எங்களுக்கு இந்த வாழ்க்கையே போதும். காடும் காட்டு விலங்குகளும் எங்களை ஒருபோதும் கைவிடாது. வெளியுலக மனிதர்களிடம் இருந்து காடும் வன விலங்குகளும் எங்களைக் காப்பாற்றும்" என்று விடியல் குழுவினர் உறுதியாக நம்புகின்றனர்.

காட்டுடனான இவர்களின் சொந்தம் இன்று வரை தொடர்கிறது. இவர்களுடைய வாழ்க்கை இந்த நம்பிக்கையால் இன்று வரை முன்னோக்கிச் செல்கிறது. இதுவரை எந்த ஒரு வன விலங்கும் இவர்களைத் தாக்கியதில்லை. 1996-97ல் பெரியாறு புலிகள் சரணாலயத்தில் சூழல் பாதுகாப்பு கமிட்டிகள் (EDC) தொடங்கப்பட்டன.

சுற்றுலா வருபவர்களிடம் இருந்து புதிய அறிவுகளை பெற குழுவினருக்கு இது உதவியது. இவர்கள் இப்போது சமாதானமாக மதிப்புடன் வாழ்கின்றனர். மூங்கில் வேலைப்பாடு, இயற்கை நடத்தம், எல்லைப்புற நடைப்பயிற்சி போன்ற திட்டங்களில் பயணிகளுக்கு பாதுகாப்பு அளிக்கின்றனர். இவர்களின் குழந்தைகள் நன்றாகப் படித்து இப்-

போது நல்ல நிலையில் வாழ்கின்றனர். அன்றைய அணியில் இருந்த பலரும் இன்று நடுத்தர வயதைத் தாண்டியவர்கள்.

உடலில் உயிருள்ளவரை காடுடனான இந்த நல்ல வாழ்க்கையை தொடர்வதே இவர்களின் தீர்க்கமான முடிவு. அடுத்த தலைமுறைக்கும் இந்த நன்மைகள் தொடரும் என்-பது உறுதி. மனிதராகப் பிறப்பவர்கள் எல்லோரும் நல்ல-வரே. சூழ்நிலைகளும் சுற்றுப்புறமுமே வாழ்க்கையை வழி-மாறி போகச் செய்கிறது. காட்டைக் கொள்ளையடித்தவர்-களே காட்டை காவல் காக்கும் போராளிகளாக மாறிய இந்த கதை எல்லோருக்கும் ஒரு சிறந்த முன்மாதிரி.

21. குப்பைத் தொட்டிகள் எங்கே?

- யுத்தன்

முன்பெல்லாம் வீதிக்கு ஒரு குப்பைத்தொட்டி இருந்தது. சாலையில் ஆங்காங்கே இடத்துக்கு தகுந்தாற் போல குப்-பைத் தொட்டிகள் வைத்திருந்தார்கள். எந்தப் புண்ணியவான் போட்ட திட்டமோ... ஊருக்குள் இருக்கும்... சாலையில் இருக்கும்... வீதியில் இருக்கும் குப்பைத் தொட்டிகளை-யெல்லாம் அகற்றி விட்டு அவரவர் குப்பையை தரம் வாரி-யாக பிரித்து வீட்டிலேயே வைத்திருங்கள்... நாங்கள் வீட்-டுக்கு வந்து எடுத்து கொள்கிறோம் என்றார்கள். அட நல்லாருக்கே என்று தான் முதலில் தோன்றியது. ஆனால் தினசரி சிக்கலில் அது சரியான திட்டம் என்று தோன்ற-வில்லை.

ஏன் என்றால்...

குப்பை வண்டி தினமும் வருவதில்லை. ரெண்டு நாள் குப்பையில் வீட்டு வாசல் திண்டாடுகிறது. அப்படியே வரும் போது அந்த வீட்டில் உள்ளவர்கள் வேலைக்கு போகாமல் வீட்டில் இருக்க வேண்டும். அது முடியுமா. வீட்டில் ஆளுள்ள குப்பைகள் வண்டி ஏறி விடும். ஆளில்லாத/ வேலைக்கு போகும் வீட்டில் குப்பைகள் என்னாகும். சரி எடுத்துக் கொள்ளட்டும் என்று வாசலில் வைத்து சென்-

றால்... வீதி நாய்கள் விடுமா. கிடைச்சுதுடா லக்கி ப்ரைஸ்... என்று பிராண்டி எடுத்து சிதற விட்டு வாசலில் ஒரு வண்ண கோலத்தையே படைத்து விடுகின்றன. வீதி நாய்களின் எண்ணிக்கை பயங்கரமாக பெருகி விட்டதை இரவு 8 மணிக்கு மேல் வீதிக்குள் நுழைகிறவர்களால் உடனடியாக உணர்ந்து கொள்ள முடியும். ராத்திரி ஆகி விட்டாலே... எல்லாருமே எதிரிகள் தான் நாய்களுக்கு. குரைத்து எகிறி கொண்டு வருகிறது.சரி... குப்பைகளுக்கு வருகிறேன்.

குப்பைத் தொட்டிகள் இருந்த சமயத்தில்... குப்பைத் தொட்டி நிறைந்து அதை சுற்றி குப்பைகள் கிடக்கும். ஒத்துக் கொள்கிறேன். ஆனால்... அதனால் பெரிதாக எந்த பிரச்சனையும் வந்ததாக தெரியவில்லை. அப்படி ஓர் ஒழுங்கை மீறுவது...அது மனித வாழ்வின் அரைகுறை மிச்சம் என்று புரிந்து கொண்டாலும்... குப்பைகள் குப்பைத் தொட்டியை சுற்றி தான் கிடக்கும். மீறினால்... ஒன்றிரண்டு கொத்துகள் கொஞ்சம் தள்ளி கிடக்கலாம். (இதில் மாடுகளின் லீலைகள் தனியாக அத்தியாயம் சமைக்கும்.) தினம் தினம் வரும் குப்பை வண்டிகள் தொட்டிகளை கவிழ்த்து எடுத்துக்கொண்டு...மேலும் ஆங்காங்கே சிதறிக் கிடக்கும் குப்பைகளையும் சேகரித்து எடுத்து சென்று விடும். இதில் பெரிதாக சிரமம் இருப்பதாக தெரியவில்லை. ஆனால் அதை விடுத்து.... வீட்டுக்கே வண்டி வரும் சமாச்சாரத்தில்... ஒரு பக்கம் சரியாக நடந்து கொண்டிருந்தாலும்... அதன் பை ப்ராடக்ட் மாதிரி நடக்கும் குறைகளும் தாறுமாறு.

அதாவது ஆவது என்னவென்றால் பகலில் குப்பை வண்டியில் குப்பைகளை சேர்க்க முடியாதவர்கள்... இரவு நேரங்களில் பக்கத்தில் இருக்கும் சின்ன காடுகளில்... மரங்கள் இருக்கும் இடங்களில்.. கொஞ்சம் இருள் சூழ்ந்திருக்கும் சாலை ஓரங்களில் என குப்பைகளைக் கொண்டு சென்று வீசி விடுகிறார்கள். சிலர் பயந்து பயந்து செய்கிறார்கள். சிலர் பகிரங்கமாக செய்கிறார்கள். சில பதட்டத்தோடு செய்கிறார்கள். சிலர் வேற என்ன பண்ண என்று பதிலி-

யாக செய்கிறார்கள். சரி அவர்களும் எங்கு தான் குப்பை-களை வீசுவார்கள். நன்றாகத்தானே சென்று கொண்டிருந்-தது குப்பைத் தொட்டிகள் இருந்த வரை. ஏன் அதை மாற்றி வீட்டுக்கே வந்து எடுத்து கொள்கிறோம் என்று சொல்லி... அதிலும் தெளிவில்லாமல்... போட்டு சொதப்பி... இதில் இன்னொரு சுவாரஸ்யம் என்னவென்றால்... அந்த மாதிரி வீசி எறியப்படும் குப்பைகளை மறுநாள் பகலில் தேடித் தேடி வண்டியில் தூக்கி போட்டுக் கொண்டிருக்கிறார்கள் குப்பை எடுக்கும் நண்பர்கள். என்ன மாதிரி டிசைன் இது. ஒரு வேலைக்கு ரெண்டு மூணு வேலை என சென்று... பிறகு அந்த ஒரு வேலையின் பயனுக்கே வந்து நிற்பது. வடிவேல் பாணியில் "இது தேவையா..?" என்று கேட்கும் அவர்களின் உடல் மொழியை உணர முடிகிறது.

ஒரு பக்கம் சிரிப்பாக வந்தாலும்.. ஒரு பக்கம் என்ன இது கோமாளி கூத்து என்று தான் தோன்றுகிறது. வீதியில் குப்பைத் தொட்டி வைத்து விட்டால்... அதன் மூலமாக வியாதி பரவும் என்று யோசித்தாலும்... குப்பை வண்டி வரும் வரை வாசலில் இருக்கும் குப்பையால் வியாதி வராதா. எப்படி இருப்பினும் குப்பைத் தொட்டிகள் இருந்-தவரை வேலைக்கு செல்லும் வீடுகள் குப்பைகளை இப்படி மறைந்து மறைந்து குண்டு போடுவது போல வீச தேவை இல்லாமல் இருந்தது. ரோட்டோர இருட்டு சந்துகளை தேடி போகாமல் இருக்க செய்திருந்தது. செய்கின்ற வேலையை அப்படி அப்படியே போட்டு விட்டு குப்பை வண்டி சத்தத்-துக்கு ஓடோடி சென்று வாசலில் நிற்க வேண்டிய அவசரம் இல்லாமல் இருந்தது. வாசலில் நாய்களின் பசி ஆட்டத்-துக்கு பாலிதீன்கள் பிய்ந்து போகாமல் இருந்தது.

இப்போது வீதியில் / ரோட்டில் குப்பைத் தொட்டி இல்-லாத காரணத்தால்.. இயல்பான மனிதர்களைக் கூட குப்-பையை திருட்டுத்தனமாக வீசும் திருட்டு மனிதர்களாக ஆக்கிவிட்டிருக்கிறது சூழல்.

மாற்று என்னவாக வேண்டுமானாலும் இருக்கட்டும். குப்-பைத் தொட்டிகளுக்கு முற்றிலுமாக தடை போட்டது சரி-

யான மாற்றாக இருக்க வாய்ப்பில்லை. தினம் ஒரு இருட்டைத் தேடி போவது அத்தனை சுலபமானதும் இல்லை.

22. எலுமிச்சையின் பயன்கள்

எலுமிச்சை பல்வேறு மருத்துவ குணங்களை தன்னகத்தே கொண்டுள்ளது. மஞ்சள் காமாலை, கண்நோய் மற்றும் ஆரம்ப கால யானைக்கால் நோய் ஆகியவற்றை குணப்படுத்தும் தன்மை கொண்டது.

ஒரு தேக்கரண்டி எலுமிச்சை சாரில் சிறிது தேன் கலந்து முகத்தில் தடவி வந்தால் முகச் சருமம் வழவழப்பாக இருக்கும். எலுமிச்சை பழச்சாறு அல்லது தயிரை முகத்தில் கருமை படர்ந்த இடத்தில் தேய்க்கவும். உலர்ந்த பிறகு கழுவினால் கருமை மாறும்.

எலுமிச்சை சாறுடன் வினிகரையும் சேர்த்து உடலில் கறுப்பான இடங்களில் தடவி வந்தால் நிறம் மாற்றம் தெரியும்.

எலுமிச்சை சாறை உணவில் தினமும் சேர்த்து வந்தால் முகத்திற்கு நல்லது. எலுமிச்சை சாறு, பன்னீர், கிளிசரின் ஆகியவற்றை சரியான விகிதத்தில் கலந்து தினமும் இரவு படுக்கச் செல்லும் முன் முகத்தில் தடவி வரவும்.

எலுமிச்சை சாறு பிழிந்த பிறகு அதன் தோலை தூக்கி எறியாமல், எலுமிச்சை தோலை கை, கால் விரல் நகங்களை நன்கு தேய்த்து விட்டால் நகங்களில் படிந்திருந்த அழுக்குகள் வெளியேறி நகம் பளிச்சென்று மாறும்.

0

மருத்துவ பலன்கள் நிறைந்த எலுமிச்சை

எலுமிச்சைக் கனி ஒரு அதிசயக்கனி. எல்லாக் காலங்களிலும் கிடைக்கிறது. இராசக்கனி என்றும் பித்தம் குறைப்பதால் பித்த முறி மாதர் என்றும் அழைக்கப்படுகிறது. தோலில் ஏற்படும் கரும்புள்ளிகள், சுருக்கங்களைக் குறைக்-

கிறது. வாய்த்துற்நாற்றத்தை போக்கி, சீரான சுவாசம் தருகிறது.

நுரையீரல் தொற்றுக்களை குறைக்கிறது. எலுமிச்சை பழத்தில் உடலுக்கு தேவையான வைட்டமின் சி சத்து உள்ளது. எலுமிச்சைச் சாறு பருகுவதால் சிறுநீரகத்தில் கற்கள் உருவாவது.... தடுக்கப்படுகிறது.

உடல் பருமன், கொலஸ்ட்ரால், அதிக எடை அன்பர்கள், நீரிழிவு வியாதியால் அவதிப்படுபவர்கள் தினமும் ஒரு எலுமிச்சைச்சாறு அருந்தலாம். வயிற்றுவலி, வயிற்று உப்புசம், நெஞ்சு எரிச்சல், கண் வலி ஆகியவற்றை சரியாக்கும் ஒப்பற்ற சாறு. உயர்ந்த கிருமி நாசினி. பொட்டாசியமும் இதில் உள்ளது.

உயர் இரத்த அன்பர்கள் எலுமிச்சையால் நலம் பெறலாம். சிறுநீர் அடைப்பு விலகும். உடல் நச்சுக்களை வெளியேற்றும். உடலின் தற்காப்பு சக்தி எலுமிச்சையால் பெருகும். கடல் உப்பினால் உப்பிய உடம்பு எலுமிச்சைச் சாறால் கட்டழகு மேனி பெறும். கனிகளில் மதியூக மந்திரி குணத்தை உடையது எலுமிச்சை.

எலுமிச்சம் பழம் பித்தத்தைப் போக்கும், தலைவலி தீர்க்கும், மலச்சிக்கல் விலக்கும், தொண்டை வலியைப் போக்கும், வாந்தியை நிறுத்தும், காலராக் கிருமிகளை ஒழிக்கும், பல் நோய்களை குணப்படுத்தும், வாய் நாற்றத்தைப் போக்கும், சர்ம நோய்களைக் குணப்படுத்தும், டான்சிலைத் தடுக்கும், விஷத்தை முறிக்கும், வாய்ப்புண்ணை ஆற்றும், தேள் கடிக்கு உதவும், மஞ்சக்காமாலையை நீக்கும், வீக்கத்தை குறைக்கும், வாயுவை அகற்றும், பசியை உண்டாக்கும், விரல் சுற்றிக்கு உதவும், யானைக்கால் வியாதியை குணப்படுத்தும்.

எலுமிச்சம் பழம் நீரிலும், காற்றிலும் ஏற்படும் கதிரியிக்க அபாயத்தைத் தடுக்கும் ஆற்றல் எலுமிச்சை தோலில் உள்ள ப்யோபிளேன் என்ற சத்தில் உள்ளது. தினமும் எலுமிச்சை உண்பவர்கள் கதிரியக்கத்தைத் தாங்கி தப்ப முடியும். புற்று நோய்க்காரர்களுக்கு எக்ஸ்ரே சிகிச்சையால் ஏற்படும் கதிரி-

யக்கத்தைத் தீங்கையும் எலுமிச்சை தடுக்கிறது.

விளையாட்டு, ஓட்டப் பந்தயம், கடுமையான வேலை இவற்றால் ஏற்படும் களைப்பை நீக்க ஒரு எலுமிச்சப் பழத்தை எடுத்து உடனே கடித்துச் சாற்றையோ அல்லது பிழிந்து சர்க்கரை போட்டோ சாப்பிட்டால் உடனடி தெம்பு ஏற்படும். உண்ணாவிரம் இருந்து முடிப்போர் மீண்டும் உண்ணும்போது எலுமிச்சை பழச்சாறு அருந்திவிட்டு உணவு உண்டால் அஜீரணப் பிரச்சனைகள் நேர்வதைத் தடுக்கலாம்.

எலுமிச்சை பழம் அதிசய சக்திகளை கொண்ட மூலிகை மருந்து!

எலுமிச்சம் பழத்தின் தாயகம் இந்தியா. எலுமிச்சம் பழத்தை அன்றாட உணவோடு ஏதாவது ஒரு வகையில் பயன்படுத்தி வந்தால் ஜீரண சக்தி அதிகமாகும். நல்ல பசியும் எடுக்கும். விரல் முனையில் தோன்றும் உகிர் சுற்று நோய்க்கு எலுமிச்சம் பழத்தை விரல் முனையில் செருகி வைப்பதுண்டு.

முற்றிய சொறி, கரப்பான் நோய்களுக்கு எலுமிச்சம் பழத்தைத் தொடர்ந்து பயன்படுத்தினால் நல்ல குணம் தெரியும். எலுமிச்சை ஊறுகாய் மண்ணீரல் வீக்கத்துக்கு நல்லது. காய்ச்சல், அழற்சி, கீல் வாதம், சீத பேதி, வயிற்றுப்போக்கு போன்றவற்றிற்கும் இது மருந்தாக உதவுகிறது.

எலுமிச்சையைக் கொண்டு பல அழகு சாதனைங்களைத் ••••.தயாரிக்கலாம். எலுமிச்சைத் தோல் மாடுகளுக்கான சத்துள்ள தீவனமாகவும் உபயோகிக்கப்படுகிறது. எலுமிச்சம் பழம் மூலம் வைட்டமின்சி சத்தினை எளிதாகப் பெறமுடியும் என்று அறிந்த மேலை நாட்டு மக்கள் அன்றாடம் ஏதாவது ஒரு விதத்தில் எலுமிச்சம் பழத்தைப் பயன்படுத்தும்••••••••••. வழக்கத்தைக் கொண்டிருக்கிறார்கள்.

எலுமிச்சம்பழத்தை எந்தப் பருவத்தில் எந்த நேரத்தில் சாப்பிட்டாலும் உடலுக்கு ஒத்துகொள்ளும் தன்மை உடையாது அதனால்தான் வெளிநாடுகளில் இதை மக்கள் அதிகமாக பயன்படுத்துகின்றனர். பச்சைக் காய்கறிகளை அதிகம் உணவில் சேர்த்துக்கொள்ளும் வழக்கம் மேலை நாட்டில்

இருந்து வருகிறது. அதிகரித்தும் வருகிறது. பச்சைக் காய்கறிகளுக்கு ருசியூட்ட எலுமிச்சம் பழ ரசம் சிறப்பாகப் பயன்படுகிறது.

சாதாரணமாக பேரீச்சம் பழத்தில் பொட்டாசியம் சத்து அதிகம் என்று கூறுவர். அதைவிட அதிகமாக எலுமிச்சம் பழத்தில் உள்ளது. நமது நாட்டில் காபி, தேநீர் போன்ற பானங்கள் அருந்தும் பழக்கமே அதிகம் இருந்து வருகிறது. காபி, தேநீர் போன்றவை உடல் நலத்திற்குக் கேடு விளைவிப்பவையாக இருக்கின்றன. ஆகவே காப்பி, தேநீர் பழக்கத்தை விட்டுவிட்டு எலுமிச்சை ரசபான வகைகளை அருந்தும் வழக்கத்தை ஏற்படுத்திக்கொள்ளலாம்.

எலுமிச்சம் பழச்சாற்றைத் தனியாக அருந்தக்கூடாது. எலுமிச்சம் பழச் சாற்றிலுள்ள சிட்ரிக் ஆசிட் சாற்றை அப்படியே அருந்தும்போது பலவிதமான உல் கேடுகளை உண்டாக்கக் கூடும். எலுமிச்சைச் சாற்றைத் தனியாக அருந்தினால் பற்களின் எனாமல் கரைந்து பற்களைக் கூசச் செய்வதுடன் பற்களையே நாளடைவில் இழக்க வேண்டி வரும்.

எலுமிச்சம் பழச்சாற்றை வேறு கலப்பு இல்லாமல் தனியாக அருந்தினால் தொண்டை, மார்பு ஆகியவை பாதிக்கப்பட்டு பலவிதமான தொல்லைகளுக்கு இலக்காக வேண்டி வரும். எலுமிச்சம் பழ ரசத்தைத் தண்ணீர், வெந்நீர், தேன் போன்ற ஏதாவது ஒரு பொருளுடன் சேர்த்து உண்ணலாம். அத்தோடு உப்பு அல்லது சர்க்கரை சேர்த்து அதன் புளிப்புச் சுவையைக் குறைத்த பிறகு குடிப்பது நலம். பச்சைக் காய்கறிகள், வேறு ஏதாவது பழங்களின் ரசம் ஆகியவற்றில் எலுமிச்சம் பழ ரசத்தைச் சேர்த்தும் அருந்தலாம்.

சிலர் பருப்புக்கூட்டு போன்றவற்றில் எலுமிச்சம் சாற்றைப் பிழிந்து உண்ணுவார்கள். இது நன்மைக்குப் பதில் தீங்கையே விளைவிக்கும்.

எலுமிச்சம் பழ ரசத்தைக் கோடை நாளில் அருந்தினால் உடல் இயற்கையாகவே குளிர்ச்சி பெறும். சூரிய வெப்பத்தினால் ஏற்படும் ஆயாசம் குறைந்து சுறுசுறுப்பாகச் செயற்பட

முடியும். எலுமிச்சம் பழச்சாற்றை எப்போதுமே வெறும் வயிற்றில் அருந்தக்கூடாது. அப்படிச் செய்தால் இரைப்பை பெருமளவு பாதிக்கப்பட்டு இரைப்பை புண் போன்ற குறை பாடுகள் ஏற்பட்டு அவதியுற நேரிடும்.

எலுமிச்சை ரசத்தில் சிட்ரிக் ஆசிட் இருப்பதனால் மண், கண்ணாடி, பீங்கான் ஆகிய பாத்திரங்களில் மட்டுந்தான் அதனை ஊற்றி வைக்கலாம். இவ்வாறு செயதால் ரசம் கெட்டுப் போகாமல் இருக்கும். வேறு பாத்திரங்களில் ஊற்றி வைத்தால் ரசத்தின் இயல்பு கெட்டு நச்சுத்தன்மை கொண்டதாக ஆகிவிடும். எலுமிச்சம் பழத்தைச் சாறு பிழியும் நோக்கத்துடன் அறுப்பதாக இருந்தால் அறுப்பதற்கு முன்னதாகப் பழத்தை வெந்நீரில் போட்டு எடுத்தால் அதிக அளவு சாறு கிடைக்கும்.

எலுமிச்சம் பழம் உடல் வெப்பத்தைக் குறைக்கும். புளிப்பை அகற்றும். உடலைத் தூய்மைப்படுத்தும். உடல் உறுப்புகள் இயல்பாக இயங்குவதற்குத் தூண்டுதல் அளிக்கும். மூளையின் வளர்ச்சியையும் இயக்கத்தையும் மேம்படுத்தும். வாய்க்கசப்பை அகற்றும். கபத்தைக் கட்டுப்படுத்தும். வாதத்தை விலக்கும். இருமல், தொண்டை நோய்களைக் குணப்படுத்தும். காச நோய்க்கு நல்ல கூட்டு மருந்தாக உதவும். மூலத்தைக் கரைக்கும். விஷங்களை முறிக்கும். பொதுவாக உடல் நலம் தொடர்பாக இது ஆற்றும் உதவிக்கு ஈடாக வேறு எந்தக் கனியையும் கூற முடியாது.

உடலின் நரம்பு மண்டலத்திற்கு வலிமையை ஊட்டமளிக்கக்கூடிய ஆற்றல் எலுமிச்சம் பழத்திலுள்ள பாஸ்பரஸ் என்ற ரசாயனப் பொருளுக்கு உண்டு. இது மட்டுமின்றி நரம்புகளுக்குப் புத்துணர்ச்சியையும் தெம்பையும் அளிக்கிறது. எலுமிச்சம் பழத்தில் உள்ள மற்றொரு ரசாயனப் பொருளான 'பொட்டாசியம்' இரத்தத்தின் அமிலத் தன்மையைக் கட்டுப்படுத்துவதுடன் நரம்புத் தளர்ச்சியடையாமல் காக்கிறது. மற்ற எந்தப் பழத்தையுட விட எலுமிச்சம் பழந்தான் குழந்தைகளுக்கு ஏற்படக்கூடிய பிணிகளுக்குச் சரியான மருந்தாக உதவுகிறது

எலுமிச்சை பழம் கொண்டு எத்தனை நோய்களை போக்கலாம் தெரியுமா?

நமது நாட்டில் உணவு முறைகளில் ஆறு சுவைகள் இடம் பெற்றிருக்க வேண்டியது அவசியமாக கருதப்படுகிறது. அதில் ஒன்று புளிப்பு சுவை ஆகும். நம் நாட்டில் புளியம் பழங்கள் உணவுக்கு உபயோகப்படுத்துவதற்கு முன்பாக உணவில் புளிப்பு சுவைக்கு எலுமிச்சை சாறு மட்டும் எலுமிச்சம் பழச்சாறு அதிகம் பயன்படுத்தப்பட்டது. பழங்காலம் முதலே பல மருத்துவ சிகிச்சைகளுக்கும் இந்த எலுமிச்சை பயன்படுத்தப்பட்டிருக்கின்றன. இந்திய நாட்டை பூர்விகமாகக் கொண்ட இந்த எலுமிச்சம் பழம் தற்போது உலகெங்கிலும் பயிரிடப்படுகிறது. அந்த எலுமிச்சம் பழத்தை மற்றும் அதன் சாற்றை அருந்துவதால் நமக்கு உண்டாகும் நன்மைகள் என்ன என்பதை இங்கே தெரிந்து கொள்ளலாம்.

எலுமிச்சை பயன்கள்

ஷெமிக் ஸ்ட்ரோக் - ஷெமிக் எனப்படும் ஒருவகையான வாத நோய் பெண்களுக்கு அதிகம் ஏற்படுறது. அமெரிக்க இதய நல மருத்துவர் சங்கம் நடத்திய ஆய்வுகளில் சிட்ரஸ் பழ வகைகளில் ஒன்றான எலுமிச்சம் பழச்சாறு மற்றும் எலுமிச்சம் பழம் சேர்த்து செய்யப்பட்ட உணவுகளை அதிகம் சாப்பிட பெண்களுக்கு ஷெமிக் ஸ்ட்ரோக் எனப்படும் நோய் ஏற்படுவதற்கான வாய்ப்பு வெகுவாகக் குறைந்திருப்பதாக கண்டறிந்துள்ளனர். எலுமிச்சையில் வைட்டமின் சி சத்து அதிகம் நிறைந்திருக்கிறது. இந்த வைட்டமின் சி சத்து மூளைக்கு செல்லும் ரத்தக் குழாய்களில் அடைப்பு ஏற்படுவதை தடுத்து, ஷெமிக் வாத நோய் ஏற்படாமல் காப்பதாக மருத்துவர்கள் கூறுகின்றனர்.

புற்று நோய்களை தடுக்க - பழங்காலம் முதலே புற்று நோய்களுக்கு எதிரான மருத்துவ சிகிச்சைகளில் சிட்ரஸ் பழ வகைகளில் ஒன்றான எலுமிச்சைஅதிகம் பயன்படுத்தப்பட்டு வந்திருக்கின்றன. எலுமிச்சையில் வைட்டமின் சி சத்து மற்றும் ஆன்டி ஆக்சிடண்டுகள் அதிகம் உள்ளன. இந்த சத்துக்கள் நமது ரத்தத்தில் உருவாகும் ப்ரீ ரேடிக்கல்களை

அணுக்களை உருவாகாமல் தடுத்து, புற்றுநோய் ஏற்படாமல் காக்கிறது என மேலை நாடுகளில் நடத்தப்பட்ட மருத்துவ ஆய்வுகளில் தெரியவந்திருக்கின்றன.

உடல் எடை குறைய - தற்போதைய உலகில் சிறியவர்கள் முதல் பெரியவர்கள் வரை அனைவருக்குமே அவர்களின் வயதுக்கு மீறிய அதீத உடல் எடை பிரச்சனை ஏற்பட்டிருக்கிறது. இத்தகைய உடல் எடையை குறைப்பதற்கு உடற்பயிற்சி மற்றும் ஊட்டச்சத்து நிறைந்த உணவுகளை உட்கொள்வதோடு ஒரு தினமும் காலையில் இளம் சூடான நீரில், சிறிது எலுமிச்சம் பழ சாறு பிழிந்து வெறும் வயிற்றில் குடித்து வந்தால் உடலின் வளர்சிதைமாற்றத்திறன் அதிகரித்து, தேவையற்ற கொழுப்புகளை கரைத்து, உடல் எடை வெகு சீக்கிரமாக குறைய வழி வகை செய்கிறது.

பற்கள் ஆரோக்கியம், வாய் துர்நாற்றம் - சிட்ரிக் ஆசிட் எனப்படும் சிட்ரிக் அமிலம் நிறைந்த பழ வகைகளில் ஒன்று எலுமிச்சை. இதில் நிறைந்திருக்கும் சிட்ரிக் அமிலம் உள்ள மனிதர்களின் உடலில் தீங்கு ஏற்படுத்தும் நுண்ணுயிரிகள், கிருமிகளை அழிக்கும் சக்தி கொண்டதாக இருக்கிறது. குறிப்பாக பற்கள் மற்றும் ஈறுகளில் சொத்தை மற்றும் கிருமிகளின் தாக்கத்தால் அவதிப்படுபவர்கள். இளம் சூடான நீரில் சிறிது எலுமிச்சம் பழச்சாறு கலந்து, தினமும் காலை மற்றும் மாலை வேளையில் வாய் கொப்பளித்து வருவதால் பற்கள் மற்றும் ஈறுகள் சம்பந்தமான குறைபாடுகள் நீங்கும். வாய் துர்நாற்றத்தை போக்கி ஒட்டுமொத்தமான வாய் சுகாதாரத்தை மேம்படுத்தும்.

கல்லீரல் வலுப்பெற - அதிக கொழுப்பு நிறைந்த உணவுகள் சாப்பிடுபவர்கள், மது, சிகரெட் போன்ற போதைப் பொருட்கள் உபயோகிப்பவர்களுக்கு அவர்களின் கல்லீரல் அதிகமாக வேலை செய்வதோடு, அந்த உறுப்பில் அதிகளவு நச்சுக்கள் சேர்ந்து எதிர்காலங்களில் கடுமையான நோய் பாதிப்புகள் ஏற்படும் ஆபத்தை அதிகரிக்கிறது. இரண்டு நாட்களுக்கொரு முறை அல்லது குறைந்த பட்சம் வாரத்திற்கொரு முறை எலுமிச்சம் சாறு அருந்துபவர்களுக்கு கல்-

வீரலில் தங்கியிருக்கும் அத்தனை நச்சுக்களும் நீங்கி, கல்-வீரல் தூய்மையாகி உடல் நலத்தை மேம்படுத்துகிறது.

எலும்புகள் வலிமை பெற - உடல் சிறப்பாக இயங்கவும், கடுமையான வெளிப்புற அழுத்தங்களை தாங்கவும் எலும்பு-களில் அதிக வலிமை தேவைப்படுகிறது. அத்தகைய எலும்-புகள் வலிமையாக இருக்க நமது உணவில் கால்சியம், பாஸ்பரஸ், மக்னீசியம், பொட்டாசியம் போன்ற தாதுப் பொருட்கள் அதிகம் தேவைப்படுகின்றன. எலுமிச்சை பழத்-தில் இந்த அத்தனை சத்துக்களும் அதிகம் நிறைந்திருக்-கிறது. அடிக்கடி எலுமிச்சை பழச்சாறு அருந்துபவர்கள் மற்றும் எலுமிச்சை சாறு கலந்த உணவுகளை சாப்பிடுபவர்-களுக்கு, எலும்புகள் வலிமை பெற்று எலும்பு தேய்மானம், ஆஸ்டியோபோரோசிஸ் போன்ற நோய்கள் ஏற்படாமல் காக்-கிறது.

சிறுநீரக கற்கள் கரைய - தினந்தோறும் சாப்பிடும் உணவுகளில் குறைந்த அளவு சிட்ரேட் இருக்கும் பட்சத்தில் அவர்களுக்கு எதிர்காலங்களில் சிறுநீரகக் கற்கள் ஏற்ப-டுவதற்கான வாய்ப்புகள் அதிகமாகிறது. திராட்சை மற்றும் ஆரஞ்சு பழங்களை காட்டிலும் அதிக வீரியம் மிக்க சிட்ரிக் அமில கூட்டுப் பொருட்கள் இருக்கின்றன. எனவே சிறுநீ-ரகக் கற்கள் உருவாவதைத் தடுக்க நினைப்பவர்கள், ஏற்-கனவே சிறுநீரகக் கற்கள் ஏற்பட்டு அவதிப்படுபவர்கள் தின-மும் எலுமிச்சம் பழ சாற்றை காலையில் அருந்தி வந்தால் வெகு விரைவில் அவர்கள் சிறுநீரகத்தில் உருவாகியிருக்கும் சிறுநீரகக் கற்களைக் கரைத்து, அவற்றை சிறுநீர் வழியாக வெளியேற்றி சிறுநீரக அறுவை சிகிச்சை நோய் ஏற்படாமல் செய்கிறது.

தலைமுடி ஆரோக்கியம் - தலைமுடியின் ஆரோக்கியம் மற்றும் வளர்ச்சிக்கு எலுமிச்சம் பழம் பெருமளவில் உதவு-கிறது. எலுமிச்சம் பழ சாற்றை எடுத்து தலையில் விட்டு தலைமுடியின் வேர்களில் ஊறுமளவிற்கு எலுமிச்சை சாற்றை நன்கு தடவ வேண்டும். சிறிது நேரம் ஊறவைத்து பின் தலைக்கு ஊற்றிக் குளிக்க வேண்டும். இந்த முறையில்

வாரம் தோறும் செய்பவர்களுக்கு தலையில் இருக்கும் ஈறு, பொடுகு, பேன் ஆகியவற்றின் தொல்லைகள் நீங்குகிறது. தலைமுடிக்கும் இயற்கையான பளபளப்பை உண்டாக்குகிறது. அதிக அளவில் முடி கொட்டுவதையும் தடுக்கிறது.

ரத்த காயங்கள் - எலுமிச்சம் பழம் சாற்றில் ரத்தத்தை உறைய வைக்கும் தன்மை அதிகமுள்ளது. சிறிய அளவிலான ரத்த காயங்களில் எலுமிச்சை சாற்றை சிறிது எடுத்து தடவுவதால் அக்காலங்களில் நோய்த்தொற்று ஏற்படுவதை தடுப்பதோடு, ரத்தம் விரைவில் உறையவும் உதவுகிறது. மேலும் கோடை காலங்களிலும், இன்னபிற காரணங்களாலும் சிலருக்கு மூக்கில் ரத்தம் வடியும் நிலை ஏற்படுகிறது. இப்படிப்பட்டவர்கள் எலுமிச்சைச் சாற்றில் ஒரு பஞ்சுத் துண்டு தொய்த்து, ரத்தம் வடியும் நாசி துவாரத்திற்குள்ளாக வைத்துக் கொள்வதால் ரத்தம் வடிவது உடனடியாக நிற்கும்.

தோல் வியாதிகள் - எலுமிச்சையில் இயற்கையான கிருமிநாசினி வேதிப் பொருட்கள் அதிகம் நிறைந்திருக்கின்றன. எனவே தோல் சம்பந்தமான நோய்கள் பிரச்சனைகளுக்கு எலுமிச்சைப்பழச் சாறு சிறந்த தீர்வாக இருக்கிறது. சொறி, படர் தாமரை, பூஞ்சை போன்றவற்றால் நமது தோலில் ஏற்படும் பாதிப்புகளின் மீது, எலுமிச்சம் பழ சாற்றை நன்கு தடவி வருவதால் மேற்சொன்ன தோல் சம்பந்தமான பிரச்சினைகள் நீங்குகின்றன. மேலும் எலுமிச்சை பழச்சாறு தினமும் அருந்துபவர்களுக்கு தோலில் ஈரப்பதம் தன்மை காக்கப்பட்டு தோல் பளபளப்பையும், இளமையான தோற்றத்தையும் தருகிறது.

எலுமிச்சை தோலிலுள்ள பாலிபீனால் பிளாவனாய்டுகள், இரத்தஓட்டத்தை பாதித்து, இதய கோளாறுகளை ஏற்படுத்தும், நச்சுக் கொழுப்புகளை, உடலிலிருந்து குறைத்து வெளியேற்றும் ஆற்றல் கொண்டது. உடலின் மெட்டபாலிசத்தை முறைப்படுத்தி அதிகரிக்கச் செய்து, உடலில் தேங்கியுள்ள கெட்ட கொழுப்புகளைக் கரைக்க இந்த எலுமிச்சை தோல் பயன்படுகிறது.

செரிமான பாதை சுத்தமாகும் - காலையில் சுடுநீரில் எலுமிச்சை சாறு சேர்த்து கலந்து குடிப்பதன் மூலம், செரிமான பாதைகளில் தேங்கியுள்ள கொழுப்புக்கள் கரைவதோடு, செரிமான அமிலத்தின் உற்பத்தியும் சீராக இருக்கும். மேலும் இந்த பானமானது கல்லீரலில் உள்ள நொதிகளின் ஆற்றலை அதிகரித்து, கல்லீரலை வலிமையோடு வைத்துக் கொள்ளும். குறிப்பாக சுடுநீரில் எலுமிச்சை சாறு கலந்து குடித்தால், அது குடலியக்கத்தை அதிகரித்து, மலச்சிக்கல் மற்றும் வயிற்றுப்போக்கு ஏற்படுவதைத் தடுக்கும்.

எலுமிச்சையில் உள்ள அசிடிட்டி, உடலின் pH அளவை சீராக பராமரிக்க உதவும். மேலும் மருத்து நிபுணர்களும், காலையில் வெறும் வயிற்றில் சுடுநீரில் எலுமிச்சை சாறு மற்றும் தேன் சேர்த்து கலந்து குடிப்பதன் மூலம், கல்லீரல் மற்றும் உடலின் இதர பாகங்களில் தேங்கியிருந்த டாக்ஸின்கள் முற்றிலும் வெளியேறிவிடும் என்று கூறுகின்றனர்.

எலுமிச்சை நீரில் உப்பு கலந்து குடிப்பதால் கிடைக்கும் நன்மைகள்!

ஒற்றைத் தலைவலி - தேவையான பொருட்கள்: நீர், எலுமிச்சை சாறு, இரண்டு டீ ஸ்பூன் உப்பு. இவற்றை நன்கு கலந்து குடித்த சில நிமிடங்களிலேயே ஒற்றை தலைவலிக்கு நல்ல தீர்வுக் காண முடியும்.

ஒற்றைத் தலைவலி - இந்த கலவை மூலம் உடலில் செரோடோனின் அளவு அதிகமாகும். இது உடலில் வலி, எரிச்சல் மற்றும் வீக்கம் போன்றவற்றை குறைக்க உதவுகிறது.

காரணிகள் - ஒற்றை தலைவலி வர காரணிகள்: நீர் வறட்சி, மன அழுத்தம், ஆல்கஹால் உட்கொள்ளுதல், அழற்சி, மினரல்ஸ் மற்றும் வைட்டமின் குறைபாடு.

நீர் அளவு - தினமும் சரியான அளவு நீரை குடித்து வந்தாலே உடலில் நீர்வறட்சி ஏற்படாமல் பாதுகாக்க முடியும். நீர் வறட்சி ஏற்படுவதால் உடல் சோர்வு, மயக்கம் போன்றவை கூட ஏற்படுகிறது.

வைட்டமின் சி - எலுமிச்சையில் ஏராளமான வைட்டமின் சி சத்து இருக்கிறது, இது வைட்டமின் குறைபாட்டை குறைக்கவல்லது. மேலும், இது ஒற்றை தலைவலிக்கு நல்ல தீர்வளிக்க கூடியதும் கூட.

செரிமானம் - தினமும் காலை எலுமிச்சை நீரில் உப்பு கலந்து பருகுவதால் நாவில் உள்ள எச்சில் சுரப்பிகள் தூண்டிவிடப்படுகின்றன. இது செரிமானத்திற்கு உதவும் முதல் படி ஆகும். இதனால் அஜீரண கோளாறுகளுக்கு தீர்வுக் காண முடியும்.

உறக்கம் - உடலில் அழுத்தம் ஏற்படுத்தும் கார்டிசோல் மற்றும் அட்ரினலின் எனும் இந்த இரண்டு ஹார்மோன்களை உப்பு கட்டுப்படுத்தும் தன்மை கொண்டுள்ளது. மேலும் எலுமிச்சை நீரில் உப்பு கலந்து குடிப்பது நரம்பு மண்டலத்தையும் ஊக்குவிக்கிறது. இதனால் இரவு நல்ல உறக்கம் கிடைக்கப் பெறலாம்.

நச்சுக்களை போக்க உதவுகிறது - உடலில் உள்ள நச்சுக்களை போக்க இந்த பானம் உதவுகிறது. எலுமிச்சை நீரில் இருக்கும் சத்துக்களும், உப்பில் இருக்கும் மினரல்ஸ்ம் உடலில் தேங்கியிருக்கும் நச்சுக்களை போக்க உதவுகிறது.

இரத்த சர்க்கரை - உப்பில் இருந்து கிடைக்கப்படும் முறையான மினரல் சத்துக்கள் இன்சுலின் அளவை சீராக்குகிறது, இது நீரிழிவு நோயாளிகளுக்கு நல்ல பலனளிக்க கூடியது ஆகும்.

இதய நலன் - உப்பில் இருக்கும் எதிர்மறை அயனிகள், சீரற்று இருக்கும் இதய துடிப்பை சீராக்க செய்கிறது, மற்றும் உடலில் எலக்ட்ரோ-கெமிக்கல் செயல்களுக்கு உறுதுணையாக இருக்கிறது.

www.ingramcontent.com/pod-product-compliance
Lightning Source LLC
Chambersburg PA
CBHW041646200526
45172CB00022BA/1283
9781639203376